MOTIVOS DE CONSULTA FRECUENTE
EN LA PRÁCTICA MÉDICA RURAL
VOLUMEN 2

MOTIVOS DE CONSULTA FRECUENTE EN LA PRÁCTICA MÉDICA RURAL
VOLUMEN 2

Bryan Ramírez - Diana Guachamín - Katherine Almeida
Gabriela Colcha - Alexandra Velasco

IMPORTANTE

La información aquí presentada no pretende sustituir el consejo profesional en situaciones de crisis o emergencia. Para el diagnóstico y manejo de alguna condición particular es recomendable consultar un profesional acreditado. Cada uno de los artículos aquí recopilados son de exclusiva responsabilidad de sus autores.

2020 Bold Publishers,
Diseño de Portada: Iván López
ISBN: **9781656514998**
Impreso en Ecuador - Printed in Ecuador
Cualquier forma de reproducción, distribución, comunicación pública o transformación de esta obra solo puede ser realizada con la autorización de sus titulares, salvo excepción prevista por la ley.

Agradecimientos

Agradecemos a todos los tutores que fueron parte de nuestra formación académica por brindarnos un proceso de aprendizaje singular, basado en la construcción del conocimiento, la crítica y el sentido humano.

LOS AUTORES

Bryan Vicente Ramírez Correa
Médico General por la Universidad Tecnológica Equinoccial
Médico en libre ejercicio
Hipertensión Arterial

Diana Katherine Guachamín Abril
Médico General por la Universidad Central del Ecuador
Médico Rural en Centro de Salud Talag – Napo
Infección del Tracto Urinario

Katherine Elizabeth Almeida Barba
Médico General por la Universidad Central del Ecuador
Médico Rural en Centro de Salud San Pablo Ushpayacu Archidona – Napo
Neumonía Adquirida en la Comunidad

Gabriela Tatiana Colcha Proaño
Médico General por la Universidad Central del Ecuador
Master en Prevención de Riesgos Laborales por la Universidad Internacional de la Rioja
Auditora Médica en Instituto Ecuatoriano de Seguridad Social (IESS)
Dislipidemias

Alexandra Estefanía Velasco Cargua
Médico General por la Universidad Central del Ecuador
Médico Residente en Medicina Interna, Clínica Colonial – Quito
Diabetes Mellitus

PRÓLOGO

Este libro es un compendio excelente de motivos frecuentes de consulta en la atención primaria, revisados desde la perspectiva clínica y el conocimiento científico más actual, que ofrece a los profesionales de forma sintetizada un abordaje actual de cada uno de los temas seleccionados por los autores.

La experiencia del grupo de profesionales que ha participado en el proceso de elaboración de la obra y la evidencia científica que incluye cada uno de los capítulos permiten afrontar con garantías los motivos de consulta centrados en el ámbito de la atención primaria.

Hay que destacar el esfuerzo de síntesis y el enfoque práctico de cada capítulo, que otorgan un valor añadido al manual y facilitan, a su vez, la aplicación, por parte de los profesionales sanitarios, del conocimiento en la práctica asistencial de forma inmediata.

MD. Cristhian Quinaluisa
Coordinador

Dedicatoria

Este trabajo está dedicado a los jóvenes médicos que se inician en esta ardua labor de ayudar al prójimo, muchas veces remando contracorriente, debido a todos los problemas del Sistema de Salud, y que a pesar de no contar con las garantías necesarias para el ejercicio de su profesión, día a día construyen y reflexionan para mejorar la salud de sus comunidades.

ÍNDICE

1. Displasia del Desarrollo de Cadera — 17
Md.Cristhian Alexander Quinaluisa Erazo
Md.Karina Soledad Iñiguez Betancourt

2. Abordaje Diagnóstico de Neoplasias Malignas Frecuentes en Atención Primaria de Salud — 33
Md.Alejandra Jazmín Granizo Rubio

3. *Dermatitis en Área del Pañal* — 51
Md.María Gabriela Castillo Benavides

4. Bronquiolitis Aguda Viral — 67
Md.Nataly Estefania Prado Ordóñez

5. Asma en Adultos — 81
Md.Sofia Paulina Arteaga Criollo

6. Hipertensión Arterial — 93
Md.Bryan Vicente Ramírez Correa

7. Infección del Tracto Urinario — 113
Md.Diana Katherine Guachamín Abril

8. Neumonía Adquirida en la Comunidad — 129
Md.Katherine Elizabeth Almeida Barba

9. Dislipidemias — 145
Md.Gabriela Tatiana Colcha Proaño

10. Diabetes Mellitus — 159
Md.Alexandra Estefanía Velasco Cargua

CAPITULO 6

HIPERTENSIÓN ARTERIAL
Md. Bryan Vicente Ramírez Correa

Definición:

La Hipertensión arterial o como algunos la conocen, presión alta o tensión elevada, es una patología donde los vasos sanguíneos mantienen una presión elevada persistentemente, ya sea de la presión diastólica, sistólica o ambas, causando daños irreversibles. Entre mayor sea la presión sistólica o diastólica, mayor será la morbilidad y mortalidad. (1)

Para el diagnostico de esta patología, se deben obtener los valores de la presión arterial en la consulta médica; una cifra mayor de la presión arterial sistólica o diastólica. Dos o más medidas, tomadas en 2 o más ocasiones diferentes, separadas entre sí por varias semanas, que superen los valores normales de referencia 120/80 mmHg, podrían confirmar el diagnóstico. (2)

Una vez establecido el diagnóstico de HTA en nuestro paciente, podemos clasificarlo por grados, guiándonos en los valores de referencia que nos muestra la Sociedad Europea de Cardiología (tabla1). La HTA sistólica aislada, también puede aplicar a esta clasificación de la misma manera, grado 1,2 o 3 según los valores obtenidos de la medición de la presión sistólica. Esta clasificación es aplicable a más mediciones de presión arterial para todas las edades a partir de los 16 años. (3)

Existen otras clasificaciones mundialmente aceptadas, como la de American Heart Association, quienes califican la HTA por niveles (grafico 1). La AHA toma la HTA nivel 1 desde 130- 139 (PAS) / 80-89 (PAD) (4), mientras que la ESC el grado 1 va desde 140-159 (PAS) / 90-99 (PAD). En Ecuador, la guía de práctica clínica sobre HTA creada y actualizada por el MSP, se basa en la clasificación de la Sociedad Española de Cardiología. (3)

Tabla 1. Clasificación de la presión arterial. Sociedad Europea de Cardiología.

Categoría	Sistólica (mmHg)	Diastólica (mmHg)
Óptima	<120	<80
Normal	120-129	80-84
Normal Alta	130-139	85-89
HTA grado I	140-159	90-99
HTA grado II	16-179	100-109
HTA grado III	>180	>110
HTA sistólica aislada	>140	<90

Modification de: ESH/ESC Guidelines for the management of arterial hypertension, 2018.
Gráfico 1. Categoría de presión arterial en adultos.

Gráfico 1. Categoría de presión arterial en adultos.

Categoría de PA	PAS		PAD
Normal	<120	y	<80
Elevada	120-129	y	<80
Hipertensión			
Estadio 1	130-139	o	80-89
Estadio 2	≥140	o	≥90

PA en mmHg.

PA: presión arterial; PAD, presión arterial diastólica; PAS: presión arterial sistólica.

[a] Los sujetos con PAS y PAD en distintas categorías se clasificaran en la categoría más alta.

La PA para la clasificación se basará en la media de 2 o más lecturas en 2 o más ocasiones y siguiendo las recomendaciones para medidas de calidad

Epidemiología:

La Hipertensión Arterial es una patología que causa gran impacto a nivel mundial, siendo la responsable del 45% de muertes por cardiopatías y 51% de muertes por enfermedad cerebro vascular al año. En el año 2008 se reportó que el 40% de diagnósticos se dan en personas mayores a 25 años. (5)

Además, la Hipertensión arterial, se ubica dentro de las cinco principales causas de morbilidad y mortalidad a nivel mundial, ya que causa el 4.4% de la totalidad de discapacidad. (6)

En el 2015 se reportan un total de 1.130 millones de casos de personas diagnosticadas con HTA, con una prevalencia de 30/45% en adultos mayores de 25 años a nivel mundial. La etnia con mayor prevalencia a la HTA, es la etnia afrodescendiente, con un 42% de los casos en adultos. Además, se estima que la HTA es más frecuente en edades avanzadas, alcanzando una prevalencia del 60% en personas que sobrepasan los 60 años. (6)

Dado al crecimiento tecnológico e industrial, la población mundial ha adoptado un estilo de vida más sedentario y un mayor consumo de comida rápida con grasas saturadas, lo que ha provocado un aumento del IMC, aumentado la prevalencia de HTA, así como, de otras enfermedades crónicas. Se prevé que para el 2025, la cantidad de diagnósticos de HTA aumentara a 1.500 millones, es decir, un 15 a 20%. (3)

Según el INEC, en el año 2017, las enfermedades hipertensivas en el ecuador, correspondieron a la 5ta causa de muerte en la población, con un total de 3409 casos registrados. (7)

En el Ecuador en 2012 la prevalencia de hipertensión arterial medida por la Encuesta Nacional de Nutrición (Ensanut) en la población de 18 a 59 años fue de 9,3 por ciento. (8)

De acuerdo a los resultados de la Encuesta Nacional de Salud (ENSANUT) del año 2012, en el Ecuador, la prevalencia de HTA en la población de 18 a 59 años es de 9.3%; siendo más frecuente en hombres que en mujeres (11.2% vs. 7.5%) y aumentando con la edad. (8)

Para el grupo de 18 a 59 años el grupo étnico montubio registra la prevalencia más alta de hipertensión (13.6%), seguido del grupo afroecuatoriano (13.4%), y la más baja es la indígena (5.3%). (8)

En Ecuador, con respecto al área, la población urbana presenta la prevalencia de hipertensión media con 9.4%, y la rural, 8.9%. (8)

Las prevalencias de hipertensión arterial por provincias se encuentran en Los Ríos (16.6%), Guayas (13.5%), Santa Elena (12.9%), Galápagos (12.1%), El Oro (11.8%) y Esmeraldas (11.7%). Las cifras más bajas se encuentran en las provincias de Pastaza (2.5%). (8)

Fisiopatología:
La presión arterial está dada por la tensión que genera la sangre dentro de la pared arterial. Es producto de dos factores: 1. El gasto cardiaco y 2. La resistencia periférica total. La presión arterial sistólica (PAS), es el valor máximo de la presión durante la sístole o contracción cardiaca, que depende de principalmente del gasto cardiaco y la capacidad distensible de la aorta y grandes arterias, que se expresa a través de una onda de pulso retrograda. En cambio, la presión arterial diastólica (PAD) es el valor mínimo durante la diástole o relajación cardiaca. Que depende de la resistencia periférica fundamentalmente. (9) Figura 1.

Existe una gran diversidad de factores que intervienen en el desarrollo de la HTA primaria. El daño endotelial y la alteración del equilibrio entre factores vasoconstrictores y vasodilatadores, además de varios sistemas hormonales constituyen las principales causas de esta patología. (6)

Se ha demostrado que en el endotelio vascular se produce una disminución de prostaciclina PGI2, conocida como una sustancia vasodepresora. Pero a su vez, se produce un aumento de Tromboxano-TXA2, conocido como un potente vasoconstrictor. (10)

Figura 1. Regulación de la Presión Arterial.

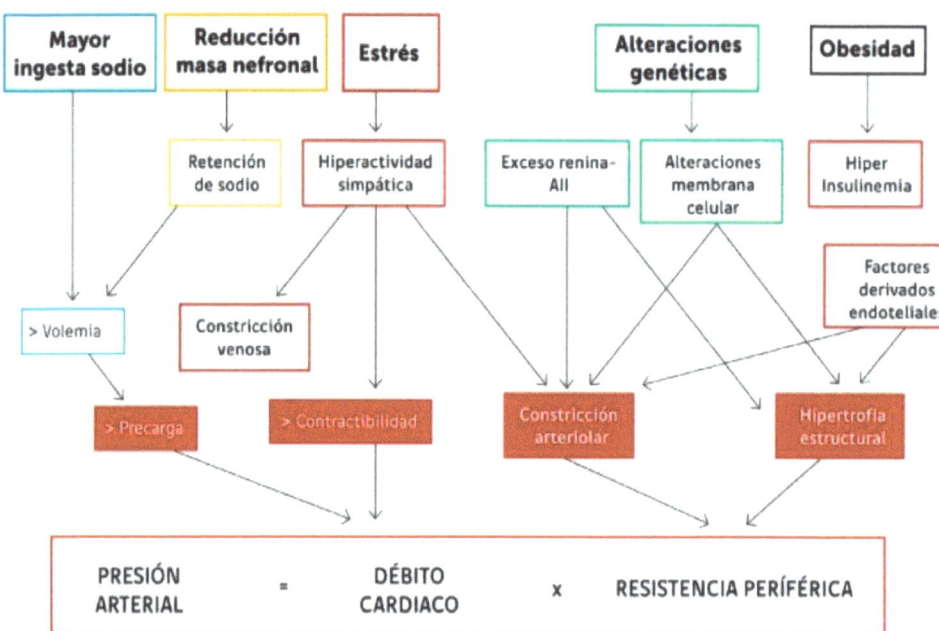

Fuente: A Randomized Trial of Intensive versus Standard Blood-Pressure Control.

Factores Etiológicos:

Diversos estudios demuestran que el factor genético es muy importante para el desarrollo de la enfermedad a largo plazo. Esto se debe gracias a la agregación familiar, lo que quiere decir, que hay mayor riesgo entre los familiares de primer grado. Aun no se logra determinar el o los genes causales, pero parece claro que los determinantes genéticos pueden verse modificados por otros ambientales, de forma que la PA o el fenotipo resultante depende de la interacción de varios factores. (1)

Factores Ambientales:
Gracias al avance tecnológico e industrial de la humanidad, se ha producido un cambio radical en el estilo de vida de la sociedad. El aumentado el consumo de comidas rápidas altas en grasa, ricas en sodio, además del aumento del sedentarismo. Sin olvidar el consumo de sustancias nocivas como el tabaco, han logrado aumentar los casos de HTA. La elevada ingesta calórica y el bajo gasto energético actúan a través del sistema nervioso autónomo y producen una hiperactividad simpática. Existe una predisposición individual al efecto vasopresor de la sal, conocida como sensibilidad a la sal. Los mecanismos de dicha sensibilidad son múltiples y se relacionan con anomalías en el transporte transmembranario de sodio, estimulación del sistema nervioso simpático y disfunción endotelial. (1)

Factores Patógenos:
- Sistema nervioso simpático: la sobre estimulación del sistema nervioso autónomo simpático, debido a estrés crónico, físico o mental, o el mal funcionamiento de los baroreceptores puede llevar al desarrollo de HTA, por el efecto vasopresor crónico. (1)
- Sistema Renina – Angiotensina: es sin duda la principal causa responsable del desarrollo de enfermedad vascular. Según nuevas investigaciones se ha logrado descubrir: 1. receptores específicos de prorrenina, 2. mecanismos de formación de angiotensina II independientes de la enzima convertidora, 3. otros tipos de angiotensinas y 4. varios subtipos de receptores de angiotensina II los cuales que promueven acciones de exageradas o en algunos casos contrapuestas a las de la vía conocida, provocando un efecto vasopresor, y mayor resistencia periférica. (1) Figura 2.
- Disfunción o lesión endotelial: esto ocurre por la incapacidad endotelial a reparar daños en situaciones normales. Existe una diminución de células progenitoras endoteliales y un desequilibrio entre sustancias vasodilatadoras como el óxido nítrico y antinflamatorias, como la endotelina. (1)
- Cambios estructurales en las arterias: existen tres tipos de cambios en la estructura endotelial que facilitan el desarrollo de HTA: 1. rarefacción capilar, 2. hipertrofia de la capa media de las arterias de resistencia y 3. rigidez de las grandes arterias. (1)

Figura 2. Sistema Renina Angiotensina Aldosterona y sus efectos. (11)

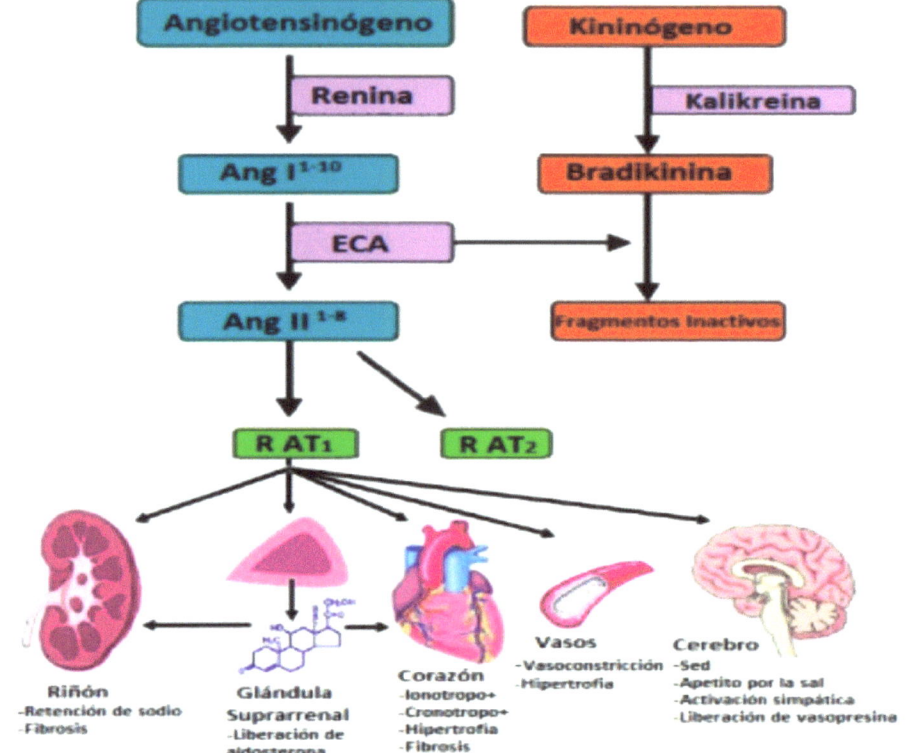

Factores de riesgo:
- Existen factores genéticos, ambientales y de estilo de vida individual que aumentan la probabilidad de desarrollar HTA.(6):
- Diabetes mellitus.
- Dieta rica en grasas saturadas o carbohidratos.
- Inactividad sedentarismo.
- Obesidad.
- Ingesta alcohólica.
- Tabaquismo.
- Antecedentes familiares y genética.
- Edad avanzada.
- Etnia afrodescendiente.

Cuadro Clínico:
En sus primeras etapas la hipertensión arterial no produce síntomas. Cuando se encuentra en un estado más avanzado sin ser descubierta y se tiene antecedentes de factores de riesgo cierta sintomatología puede darnos alerta y no debe pasar desapercibida, el paciente debe acudir a la unidad de salud para la atención

pertinente. Estos síntomas pueden ser (5):
- Cefalea
- Dificultad respiratoria
- Mareo
- Dolor torácico
- Palpitaciones
- Hemorragia nasal
- Visión de luces centellantes

Dependiendo de los valores de presión arterial, se puede calcular el riesgo cardiovascular. Entre más alto, mayor será el riesgo de daño de órgano blanco, es decir, corazón, riñón, ojos, cerebro, etc. Además, si la persona tiene hábitos nocivos como tabaquismo, sedentarismo, dieta malsana, obesidad, diabetes, hipercolesterolemia, bajo nivel socioeconómico y antecedentes familiares de hipertensión, aunque los valores de HTA sean bajos, el riesgo cardiovascular puede ser alto. (5)

Diagnóstico:
La principal forma de diagnóstico de HTA, es a través de la medición de la presión arterial en la consulta médica. Es importante realizar una técnica precisa para que esta sirva de base para futuras mediciones, hacer seguimiento y verificar eficacia del tratamiento. (5)

Se recomienda que las tomas de la presión arterial se den dentro y fuera de la unidad de salud, es decir, un control ambulatorio o autocontroles domiciliarios, esto ayudara a confirmar el diagnóstico, a llevar un correcto control y seguimiento y descartar la presencia de HTA de bata blanca. (9)

El equipo:
Se puede utilizar un tensiómetro manual o un automático. En la mayoría de unidades de salud disponen del tensiómetro manual, cuya lectura es más correcta. Es importante que el equipo esté debidamente calibrado.

La longitud del brazalete debe ser la correcta para envolver el brazo y cerrarse con facilidad. La longitud del brazalete debe alcanzar el 80 % de la circunferencia del brazo, y el ancho debe representar el 40% de la longitud del brazo. (12) Figura 3.

Figura 3. Colocación del brazalete.

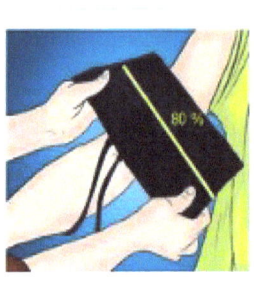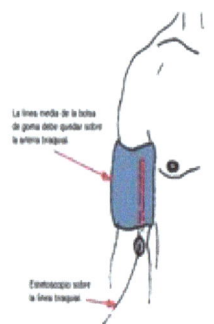

Aplicar el estetoscopio con suave presión sobre la arteria braquial en la fosa cubital. No se debe introducir el fonendoscopio por debajo del manguito porque puede darnos un dato erróneo. (9)

Recomendación antes de la medición:
La medición debe realizarse en un lugar tranquilo, el paciente puede estar sentado o acostado, pero con la espalda apoya contra una superficie, sin cruzar las piernas. (9)

La persona no debe haber fumado, ni haber realizado ejerció, o haber ingerido cafeína, 30 minutos antes de la toma, además, debe permanecer de 3-5 min sentado antes de comenzar la medición. (4)
Se deben retirar las prendas gruesas, o evitar q se enrollen para q no compriman el brazo. (12)

El brazo debe reposar sobre una superficie recta, a la altura del corazón, con la palma de la mano hacia arriba. (9)

La primera medida deber medirse en ambos brazos y el valor más alto, será el de referencia para futuras tomas. Tomar como mínimo 2 medidas con 1 – 2 min entre ellas, en la mañana, antes de tomar el medicamento y registrar el promedio de las dos con la fecha y hora. (11)

Otra técnica, puede ser de pie. De 1 a 3 minutos después de que el paciente se haya puesto de pie. Ayuda a medir la presión arterial, sobre todo en ancianos q refieren mareo o luces centellantes al levantarse, lo que podría diagnosticar problemas de hipotensión. (9)

Resultados: La técnica:
1. Dejar libre la fosa antecubital (colocar el borde inferior del brazalete 2 a 3 cm por encima del pliegue del codo). (12)

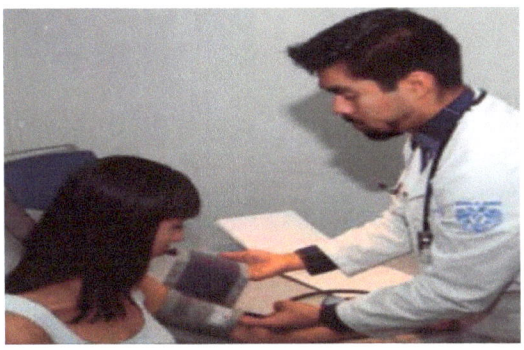

2. Palpar la arteria braquial (12)

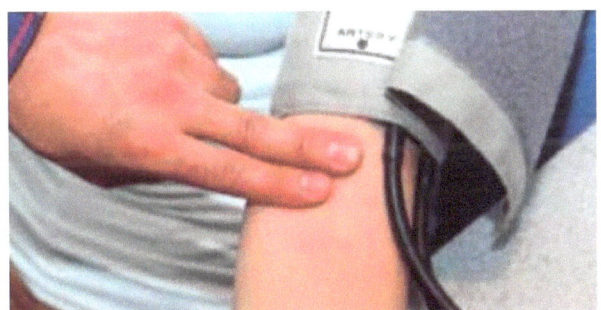

3. Colocar la campana del estetoscopio en el nivel de la arteria braquial (12)

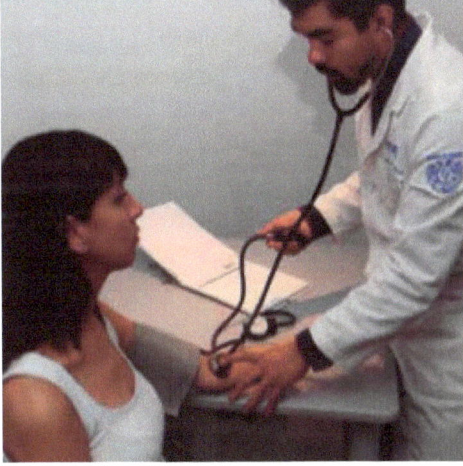

4. El centro de la cámara debe coincidir con la arteria braquial. El manguito debe quedar a la altura del corazón. Establecer la presión arterial sistólica por palpación de la arterial braquial/radial, e inflar el manguito para determinar por palpación el nivel de la presión sistólica. (12)

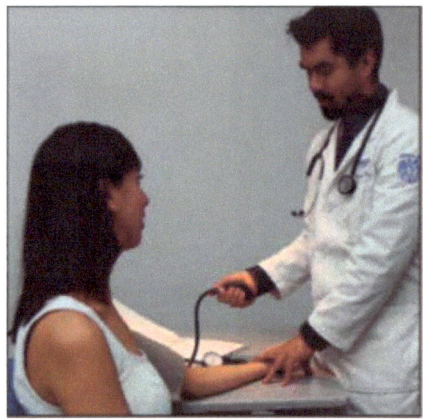

5. Insuflar rápidamente el manguito hasta 30 o 40 mmHg por arriba del nivel palpatorio de la presión sistólica para iniciar su auscultación. Desinflar a una velocidad de 2 a 3 mmHg/segundo. (12)

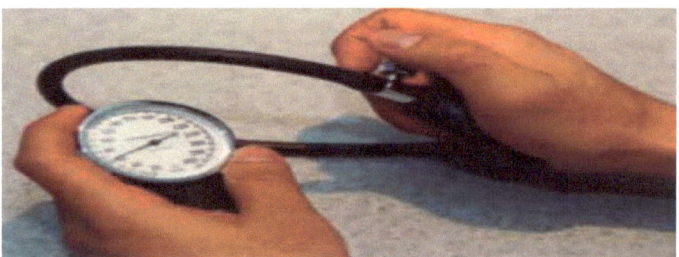

6. Usar el primer ruido de Korotkoff para identificar la cifra de PAS y el quinto ruido (desaparición) para la cifra de presión arterial diastólica (PAD). (12)
7. Registrar datos obtenidos. (12)

Resultados:
Los resultados obtenidos se deben clasificar según los datos de las tablas guía. Existen 2 clasificaciones aceptadas, la de la Asociación americana de cardiología y la de la Sociedad Europea de Cardiología. En ecuador la guía de práctica clínica recomendada por el MSP, toma lo valores de referencia de la Asociación Europea de cardiología (6). Tabla 1.

Una vez diagnosticada una categoría específica de PA, se debe confirmar con mediciones subsecuentes de PA en varias consultas o atenciones domiciliarias. (3)Figura 4.

Figura 4. Diagnóstico y manejo HTA. (3)

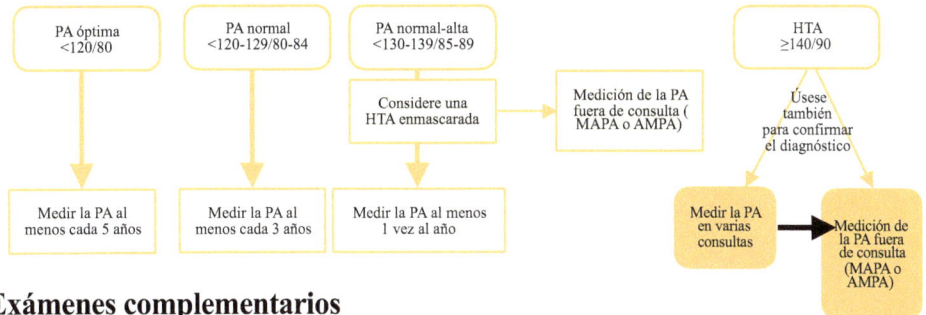

Exámenes complementarios

El objetivo de realizar exámenes complementarios es tener evidencia de factores de riesgo adicionales, buscar causas de hipertensión secundaria, establecer medicación y determinar si existe daño de órgano blanco. (6)

Evaluación clínica	Laboratorio	Imagen
• Signos vitales (TA, FC, FR, T°) • Peso • Talla • Perímetro de cintura • IMC • Determinación del riesgo cardiovascular	• Biometría hemática y hematocrito. • Glicemia en Ayunas. HbA1c en caso de que el paciente tenga diabetes • Controles de colesterol total, HDL, LDL, triglicéridos.	Realizar un electrocardiograma (EKG) de 12 derivaciones a todos los pacientes hipertensos para detectar hipertrofia de ventrículo izquierdo, dilatación auricular izquierda o arritmias.

Tratamiento no farmacológico:

El tratamiento no farmacológico se basa en modificaciones del estilo de vida que conlleva una reducción del riesgo cardiovascular, esto se consigue mediante cambios al nivel individual y comunitario para la prevención de complicaciones. (4)

1.- **Restricción de sal**: El consumo de sal de 5-6 g/día puedes disminuir la TAS/TAD (2-4 mmHg) en individuos con presión arterial normal y entre (3-6 mmHg) en individuos hipertensos, teniendo mayor efecto en adultos mayores, etnia afrodescendiente, enfermedad rena crónica, paciente con diabetes y síndrome metabólico. (6)

2.- **Moderación del consumo de alcohol:** En el estudio PATHS se observó una reducción mayor de (0-7-1.2 mmHg) en el grupo de control. (6)

3.-**Consumo de cigarrillo:** Dejar de fumar es una medida para prevenir enfermedades cardiovasculares, es la segunda causa de carga mundial de la enfermedad. (6)

4.- **Cambios en la dieta**: Dieta mediterránea representa el efecto protector cardiovascular.

- Alto consume de grasas monoinsaturadas: aceite de oliva.
- Alto consumo de pescado, por su aporte de ácidos grasos poliinsaturados (2- 3 veces por semana).
- Elevado consumo de verduras, leguminosas, frutas, cereales y frutos secos.
- Consumo frecuente de productos lácteos.
- Moderado consumo de carnes rojas (6)

5.- **Reducción de peso:** Este puede ayudar a disminuir la presión arterial (5-20mmHg) acompañado del mejoramiento de la eficacia del medicamento. (6)

6.-**Ejercicio Físico**: Actividad física regular es beneficio para el tratamiento y prevención de la HTA ayudando a reducir (4-9 mmHg) como el riesgo cardiovascular. (5)

Tabla 2. Cambios en el estilo de vida útiles en la prevención y tratamiento de hipertensión arterial (4)

CR	NE	Recomendación
1	A	Pérdida de peso en sujetos con sobrepeso u obesidad
1	A	Dieta cardiosaludable, como dieta DASH
1	A	Reducción del contenido de sal en la dieta
1	A	Suplementos de potasio, preferiblemente en la dieta, salvo en casos con enfermedad renal o de uso de fármacos que reduzcan la excreción de potasio
1	A	Aumento de la actividad física con programas estructurados de ejercicio
1	A	En caso de consumo de alcohol, restringir la toma a un máximo de 2 "bebidas" en varones y una en mujeres[a]

CR: clase de recomendación: DASH: dietar y approaches to stop hypertension (en nuestro medio, dieta mediterránea) NE: nivel de evidencia
[a] Se detallan las medidas de una "bebida" en aproximadamente 300cc de cerveza, 150cc de vino o 40cc de una bebida de graduación.

Tratamiento farmacológico
Según la guía de hipertensión arterial del ministerio de salud pública del Ecuador además de las medidas no farmacológicos la mayoría de los pacientes necesitan terapia farmacológica, la monoterapia es ideal en pacientes con hipertensión leve, pero es improbable que la presión se normalice si está por encima de 20/10 mmHg de la meta esta debe pensarse en paciente con presión sistólica menor a 150 mmHg o ancianos frágiles, el resto se comenzara una terapia dual, se debe tener cuidado en iniciar tratamiento farmacológico en paciente con hipertensión grado 1 con bajo riesgo vascular en la que los beneficios no se ha demostrado; en cuanto a la evidencia.(6)

Se ha demostrado que los diuréticos tiazídicos se asocian a menor riesgo de accidente cerebrovascular en comparación con beta bloqueantes y en menor riesgo de insuficiencia cardiaca en comparación bloqueadores de canales de calcio; tanto diuréticos tiazídicos, calcio antagonistas, inhibidores de la enzima convertidora de angiotensina y los antagonistas de los receptores de angiotensina II son adecuados para el inicio y mantenimiento del tratamiento tanto en monoterapia o terapia dual.(6)

Diuréticos tiazídicos son medicamentos efectivos para reducir los eventos adversos y mortalidad en pacientes hipertensos. (6)

Inhibidores de la enzima convertida de angiotensina son efectivos para reducir la mortalidad y eventos adversos cardiovascular, puede retrasar la progresión de la insuficiencia renal por lo que son preferidos para pacientes con diabetes mellitus 2. (6)

Calcio antagonista según estudios existe mayor evidencia del grupo de los dihidropirinidinicos en especial el amlodipino, tienen similitud en el control y prevención de eventos cardiovascular. (6)

Antagonistas de los receptores de angiotensina II este medicamento esta particularmente indicado en paciente que no toleran los inhibidores de la ECA principalmente debido a la tos, la monoterapia tiene efectos similares en base a otros medicamentos antipertensivos. (6)

Beta bloqueantes estos tienes más efectos secundarios y son menos eficaces que los bloqueadores del sistema renina angiotensina aldosterona y de los calcio antagonistas en retraso de daño orgánico, estos como los diuréticos sobre todo combinados están asociados a diabetes de nueva aparición.(6)

Otros medicamentos como los vasodilatadores directos y los bloqueadores de los receptores alfa son eficaces para tratar la hipertensión en casos específicos.(6)

Figura 6: Limites de presión arterial y recomendaciones para el diagnóstico y seguimiento (4)

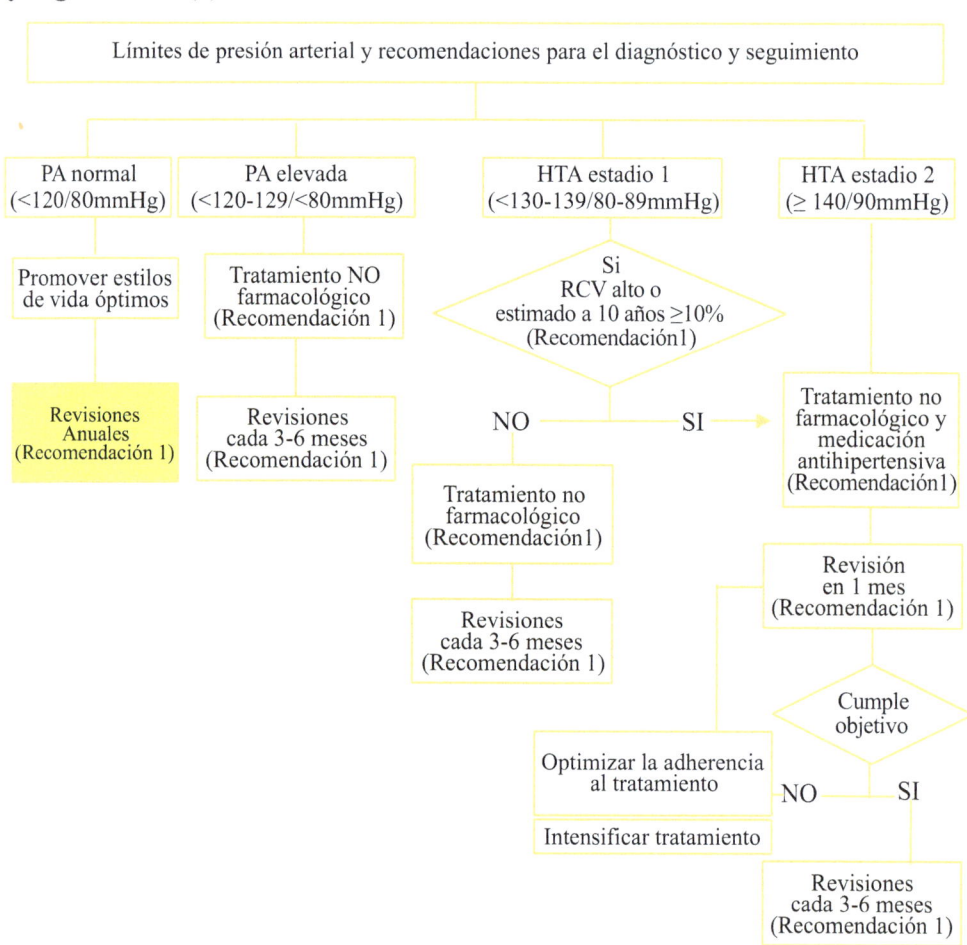

Recomendaciones:(3)

Según la guía ESC/ESH 2018 se resume en el siguiente cuadro las principales recomendaciones para un adecuado apego al tratamiento y para evitar complicaciones que puedan traer consecuencia en el estilo de vida de los pacientes (TABLA 3)

TABLA 3: Recomendaciones guía ESC/ESH 2018

Clasificación de la PA
Se debe clasificar la PA como óptima, normal, normal-alta o HTA de grados 1-3 según la PA medida en consulta

Cribado de la PA
Se recomienda implementar programas de cribado de la HTA. Se debe medir y registrar en la historia médica la PA de toda persona de 18 o más años, que deben ser conscientes de su PA

Diagnóstico de la HTA
El diagnóstico de HTA debe basarse en:
Mediciones de la PA en varias consultas, excepto en los casos de HTA grave (como la de grado 3 y especialmente en pacientes con alto riesgo). En cada consulta se deben tomar 3 mediciones de la PA, dejando 1-2 min entre ellas; se debe repetir las mediciones cuando entre las primeras 2 hay una diferencia > 10 mmHg. La PA es el promedio de las últimas 2 mediciones
o
Mediciones de la PA fuera de consulta mediante MAPA o AMPA siempre que sean logística y económicamente viables *Umbrales de PA en consulta para iniciar el tratamiento antihipertensivo*
Se recomienda el inicio inmediato de medicación antihipertensiva para los pacientes con HTA de grado 2 o 3 y cualquier nivel de riesgo CV, y el inicio simultáneo de intervenciones en el estilo de vida
Para los pacientes con HTA de grado 1:

- Se recomiendan las intervenciones en el estilo de vida para determinar si con ello se puede normalizar la PA

- En pacientes con HTA de grado 1, riesgo bajo-moderado y sin evidencia de daño orgánico, se recomienda el tratamiento farmacológico antihipertensivo si el paciente permanece hipertenso después de un periodo de cambios en el estilo de vida[c]

- Para los pacientes con HTA de grado 1, riesgo alto o evidencia de daño orgánico, se recomienda el inicio inmediato de tratamiento farmacológico antihipertensivo y el inicio simultáneo de intervenciones en el estilo de vida
Para los pacientes mayores con HTA y buena forma física (incluso mayores de 80 años), se recomiendan el tratamiento farmacológico antihipertensivo e intervenciones en el estilo de vida cuando la PAS sea ≥ 160 mmHg
Se recomiendan el tratamiento farmacológico antihipertensivo y las intervenciones en el estilo de vida para los pacientes mayores en buena forma física (> 65 años, pero no > 80) cuando la PAS esté en el intervalo de grado 1 (140-159 mmHg) siempre que se tolere bien el tratamiento
Para los pacientes con PA normal-alta (130-139/85-89 mmHg), se recomiendan las intervenciones en el estilo de vida
No se recomienda retirar el tratamiento farmacológico antihipertensivo con base en la edad, incluso para pacientes que sobrepasen los 80 años, siempre que el tratamiento se tolere bien

Objetivos del tratamiento para la PA medida en consulta
El primer objetivo recomendado del tratamiento es reducir la PA a < 140/90 mmHg en todos los pacientes y, si el tratamiento se tolera bien, el objetivo se debe bajar a 130/80 mmHg o menos para la mayoría de los pacientes
Para la mayoría de los pacientes menores de 65 años tratados, se recomienda reducir la PAS al intervalo de 120-129 mmHg[d]
Para los pacientes mayores (edad ≥ 65 años) en tratamiento antihipertensivo, se recomienda un objetivo de PAS en el intervalo de 130-139 mmHg
Tratamiento de la HTA: intervenciones en el estilo de vida
Se recomienda restringir la ingesta de sal a < 5 g/día
Se recomienda restringir el consumo de alcohol a < 14 unidades a la semana los varones y < 8 unidades a la semana las mujeres
Se recomienda aumentar el consumo de verduras, frutas frescas, pescado, frutos secos y ácidos grasos no saturados (aceite de oliva), se aconseja un bajo consumo de carne roja y consumo de productos lácteos bajos en grasa

TABLA 3: Recomendaciones guía ESC/ESH 2018

Está indicado el control del peso corporal para evitar la obesidad (IMC > 30 o circunferencia de cintura > 102 cm los varones y > 88 cm las mujeres, y mantener un IMC saludable (alrededor de 20-25) y una circunferencia de cintura adecuada (< 94 cm los varones y < 80 cm las mujeres) para reducir la PA y el riesgo CV

Se recomienda el ejercicio aeróbico regular (al menos 30 min de ejercicio dinámico moderado 5-7 días a la semana) Se recomiendan el abandono del tabaco, los servicios de apoyo y los programas para el abandono del hábito tabáquico Se recomienda evitar los estados de ebriedad

Tratamiento de la HTA: tratamiento farmacológico
Se recomienda el tratamiento combinado para la mayoría de los pacientes como tratamiento inicial. Las combinaciones preferidas deben incluir un bloqueador del SRA (IECA o ARA-II) más un BCC o un diurético. Pueden emplearse otras combinaciones de las 5 principales clases de fármacos

Se recomienda combinar los BB con cualquier fármaco de las 5 clases principales cuando haya una indicación específica (p. ej., angina, infarto de miocardio reciente o insuficiencia cardiaca o para el control de la frecuencia cardiaca)

Se recomienda iniciar el tratamiento antihipertensivo con una combinación de 2 fármacos, preferiblemente en un solo comprimido. Las excepciones son los pacientes mayores y los pacientes con bajo riesgo y HTA de grado 1 (especialmente si la PAS es < 150 mmHg)

Si la PA no se controlae con una combinación de 2 fármacos, se recomienda intensificar el tratamiento con una combinación de 3 fármacos, normalmente un bloqueador del SRA con un BCC y una tiacida o análogo tiacídico, preferiblemente combinados en un solo comprimido

Si la PA no se controlae con una combinación de 3 fármacos, se recomienda intensificar el tratamiento con la adición de espironolactona o, si no se tolera, con otros diuréticos, como amilorida o dosis más altas de otros diuréticos, un BB o un bloqueador alfa

No se recomienda la combinación de 2 bloqueadores del SRA

Tratamiento de la HTA: terapias basadas en dispositivos
No se recomienda el uso de tratamientos basados en dispositivos para el tratamiento de la HTA en la práctica clínica habitual, excepto en el contexto de estudios clínicos, hasta que se disponga de evidencia sobre su seguridad y su eficacia

Tratamiento del riesgo de ECV en pacientes hipertensos
Se recomienda la evaluación del riesgo CV con el sistema SCORE para pacientes hipertensos que aún no tienen riesgo alto o muy alto debido a ECV establecida, enfermedad renal o diabetes

Para pacientes con riesgo CV alto, se recomienda el tratamiento con estatinas

Se recomienda el tratamiento antiagregante, especialmente dosis bajas de ácido acetilsalicílico, para la prevención secundaria en pacientes hipertensos No se recomienda el uso de ácido acetilsalicílico para la prevención primaria en pacientes hipertensos sin ECV

No se recomienda la realización sistemática de pruebas genéticas a pacientes hipertensos

AMPA: automedición de la presión arterial; ARA-II: antagonistas del receptor de la angiotensina II; BCC: bloqueadores de los canales del calcio; CV: cardiovascular; ECV: enfermedad cardiovascular; HTA: hipertensión arterial; IECA: inhibidores de la enzima de conversión de la angiotensina; IMC: índice de masa corporal; MAPA: monitorización ambulatoria de la presión arterial; PA: presión arterial; PAS: presión arterial sistólica; SRA: sistema renina-angiotensina.

REFERENCIAS

1. 1. von DOMARUS, A. FARRERAS VALENTÍ, P. ROZMAN, C. CARDELLACH LÓPEZ F and A de la SI. Medicina Interna. Hipertensión Arterial. 17th ed. España: elsevier; 2012. 512–520 p.
2. 2. Colciencias M de S y PS-. Guía de práctica clínica Hipertensión Arterial Primaria (HTA). Para pacientes y familiares. 2013;(18):10–6. Available from: http://gpc.minsalud.gov.co/gpc_sites/Repositorio/Conv_500/GPC_hta/gpc_hta_padres.aspx
3. 3. Williams B, Mancia G, Spiering W, Rosei EA, Azizi M, Burnier M, et al. 2018 ESC/ESH Guidelines for themanagement of arterial hypertension. Vol. 39, European Heart Journal. 2018. 3021–3104 p.
4. 4. Gijón-Conde T, Gorostidi M, Camafort M, Abad-Cardiel M, Martín-Rioboo E, Morales-Olivas F, et al. Spanish Society of Hypertension position statement on the 2017 ACC/AHA hypertension guidelines. Hipertens y Riesgo Vasc [Internet]. 2018; (xx):1–11. Available from: https://doi.org/10.1016/j.hipert.2018.04.001
5. 5. Organización Mundial de la Salud. Información general sobre la hipertensión en el mundo. Dia mundial de la salud 2013. Ginebra, Organización Mundial de la Salud, 2013.
6. 6. Ministerio de Salud Pública. Guía de Práctica Clínica de Hipertension Arterial. Guía Práctica Clínica Hipertens Arter [Internet]. 2019; Available from: www.salud.gob.ec
7. 7. Instituto Nacional de Estadística y Censos. Registro estadistico de nacidos vivos y defunciones 2017. Inst Nac Estadística y Censos [Internet]. 2018;1–69. Available from: https://www.ecuadorencifras.gob.ec/documentos/web-inec/Poblacion_y_Demografia/Nacimientos_Defunciones/2017/Presentacion_Nac_y_Def_2017.pdf
8. 8. Freire W.B, Ramírez M.J., Belmont P, Mendieta M.J., Silva M.K., Romero N. et al. ENSANUT_2011-2013_tomo_1. Vol. 1, Resumen Ejecutivo. 2013
9. 9. TAGLE RODRIGO. DIAGNOSTICO DE HIPERTESION ARTERIAL. RED MED CLIN CONDES [Internet]. 2018;12–20. Available from: https://www.elsevier.es/es-revista-revista-medica-clinica-las-condes-202-pdf-S0716864018300099
10. 10. REUBI F. [Physiopathology of arterial hypertension]. Brux Med. 1953;33(38): 1909–19023.
11. 11. Ponce Y, Ponce A. El Sistema Renina-Angiotensina Desde La Circulación Hasta La Célula: Implicaciones más allá de la Hipertensión. CorSalud [Internet]. 2012;4(4):287–93. Available from: file:///C:/Users/DELL/Downloads/Dialnet-ElSistemaReninaangiotensinaDesdeLaCirculacionHasta-4260415 (1).pdf
12. 12. León G, López M, Díaz C. Técnica para una correcta toma de la presión arterial. Secr saud. 2016;59(59):3.

CAPITULO 7

INFECCIÓN DEL TRACTO URINARIO
Md. Diana Katherine Guachamín Abril

Es una de las enfermedades con mayor prevalencia a nivel ambulatorio, así como también a nivel hospitalario; siendo considerada la segunda causa más habitual de infección extrahospitalaria, solamente superada por las infecciones del tracto respiratorio (1). La infección del tracto urinario (ITU) se define como la colonización y multiplicación microbiana a lo largo del trayecto del tracto urinario.

Las ITUs son clasificadas de diversas formas:
1. Según su localización anatómica:
   - ITU baja: Colonización bacteriana a nivel de uretra y vejiga que normalmente se asocia a la presencia de síntomas y signos urinarios, como urgencia, disuria, polaquiuria, turbidez y olor fétido de la orina. Incluye a la cistitis, uretritis (1) y prostatitis (2).
   - ITU alta: Presencia de signos y síntomas de ITU baja, asociada a colonización bacteriana a nivel ureteral y del parénquima renal, con signos y síntomas sistémicos como, escalofríos, fiebre, dolor lumbar, náuseas y vómitos (3). Afectan a la pelvis y al parénquima renal (pielonefritis, inflamación del riñón y la pelvis renal), con o sin complicaciones locales (absceso renal, perirrenal) o generales (shock séptico). Incluyen la Pielonefritis Aguda, Nefritis Bacteriana Aguda Focal ó Difusa, Absceso Intrarrenal, Absceso Perinéfrico (1).

1. Según su epidemiología, se clasifican en adquiridas en la comunidad y nosocomiales, se identifica su aparición pasadas las 48 horas de la hospitalización, en un paciente que no presentaba evidencia de la infección al momento del ingreso, generalmente se encuentra asociado a sonda vesical (1).

3. Según sus factores de riesgo y gravedad se dividen en:
   - No complicadas: se encuentra presente en pacientes sin alteraciones anatómicas ni fisiológicas en el tracto urinario pudiendo englobar tanto a las cistitis como a las pielonefritis; generalmente afecta a mujeres jóvenes en edad fértil, sanas, premenopáusicas, no embarazadas y que refieren clínica de menos de una semana de evolución, sin comorbilidad y sin defectos de la función renal, sin ningún factor de riesgo (tabla 2) y generalmente causado por microorganismos típicos.
   - Complicadas: se refiere a cualquier alteración tanto anatómica como funcional, generalmente se da en personas con anomalías metabólicas, con infección por organismos atípicos o resistentes, inmunodepresión. Incluye

todas las ITU superiores, cistitis en pacientes institucionalizados, adultos mayores, hombres. Generalmente viene precedido por una clínica de más de 1 semana de evolución, pacientes con sondaje vesical u instrumentación urológica reciente: pacientes con uropatía (litiasis, anomalía anatómica o anomalía funcional); infección nosocomial u hospitalización reciente. Incluye además infección previa en el último mes o recurrente ($\geq$ 3 en 1 año o $\geq$ 2 en 6 meses).

Por último, cabe añadir que tradicionalmente las ITU se clasifican en base a síntomas clínicos, datos de laboratorio y resultados microbiológicos. En revisiones recientes se ha retomado de referencia su clasificación de acuerdo con el nivel anatómico de la infección, grado de severidad de la infección, factores de riesgo concomitantes y resultados microbiológicos (1)

Tabla 1. Clasificación de la infección del tracto urinario propuesta por la Asociación Europea de Urología (EAU)

Síntomas	Síntomas locales: disuria, dolor, tenesmo	Síntomas generales: fiebre, dolor lumbar, náuseas, vómitos		SRIS: fiebre, escalofríos, falla circulatoria SRIS: fallo orgánico		
Estudio	Tira reactiva Cultivo de orina + Sistemático	Tira reactiva Cultivo de orina + Sistemático US renal o pielografía/TAC renal		Tira reactiva Cultivo de orina + Sistemático US renal o pielografía/TAC renal y abdominal		
Tipo de ITU	ITU no complicada			ITU no complicada		
Anatómica	Bacteriuria asintomática	Cistitis	PNF	PNF ITU febril	Sepsis	Sepsis Sepsis
Factores de riesgo	O-R-EN-U-C (TABLA 2)					

Fuente: Grabe M, Bartoletti R, Bjerklund Johansen TE, et al, for the European Association of Urology. Guidelines on Urological Infections. 2015; and Sobel JD, Kaye D. Urinary tract infections. In: Mandell GL, Bennett JE, eds. Principles and Practice of Infectious Diseases, 8th ed. Philadelphia: Elsevier Saunders, 2014:886-913.

Tabla 2: Factores de Riesgo del huésped ORENUC

Tipo	Categoría de factor de riesgo	Factores de Riesgo
O	Sin factor de riesgo conocido	
R	ITU Recurrente sin riesgo de mal pronóstico	Actividad sexual y dispositivos anticonceptivos
R		Deficiencia hormonal en mujeres postmenopaúsicas
R		Diabetes mellitus controlada
E	Factores de riesgo Extra-urogenitales con riesgo de pronóstico más grave	Embarazo
E		Hombre
E		Diabetes mellitus mal controlada
E		Inmunosupresión relevante *
E		Enfermedades del tejido conectivo*
E		Recién nacido prematuro
N	Nefropatía con riesgo de pronóstico más grave	Insuficiencia renal relevante*
N		Nefropatía poliquística
U	Factores de riesgo Urológicos con riesgo de pronóstico más grave, que se puede resolver durante el tratamiento	Obstrucción ureteral (es decir, cálculos, estenosis)
U		Sondaje vesical temporal
U		Bacteriuria asintomática **
U		Vejiga neurogénica controlada
U		Cirugía urológica
C	Sonda vesiCal permanente y factor urológico sin solución	Sondaje vesical permanente
C		Obstrucción urinaria no resuelta
C		Vejiga neurogénica no controlada

*: no bien definido; **: usualmente en combinación con otro factor de riesgo (como embarazado e intervención urológica)

Fuente: Grabe M, Bartoletti R, Bjerklund Johansen TE, et al, for the European Association of Urology. Guidelines on Urological Infections. 2015; and Sobel JD, Kaye D. Urinary tract infections. In: Mandell GL, Bennett JE, eds. Principles and Practice of Infectious Diseases, 8th ed. Philadelphia: Elsevier Saunders, 2014:886-913.

Para entender las ITU debemos tomar en cuenta algunos conceptos adicionales, como bacteriuria significativa, definido como la presencia de bacterias vivas (Unidades Formadoras de Colonias) de una cepa por ml de orina, en una cantidad indicadora de una ITU. Dependiendo de la forma de ITU es:
- ≥103 de UFC en mujeres con síntomas de cistitis o en hombres con síntomas de ITU
- ≥104/UFC/ml en mujeres con síntomas de pielonefritis aguda (PNA)
- ≥105/UFC/ml en el caso de ITU complicada
- ≥102/UFC/ml en orina extraída por inserción única de sondaje vesical
- cualquier número de UFC tras cultivar orina por punción vesical suprapúbica.

La conceptualización de cistitis recurrente, definida como la presencia de al menos dos episodios en menos de seis meses, o al menos 3 infecciones en el transcurso de un año (4); la desarrollan un 10-20 % de las mujeres sin factores de riesgo para ITU complicada. Los agentes etiológicos son idénticos a los de la cistitis aguda no complicada. La reinfección (causada por el mismo uropatógeno) es mucho más frecuente que la ITU de repetición (causada por un patógeno diferente). En algunos casos existe una clara asociación entre las relaciones sexuales y repetidos episodios de ITU. Generalmente no se recomiendan exploraciones complementarias especiales si no hay sospecha de los factores de riesgo de la ITU complicada y en el urocultivo se aísla un microorganismo típico como E. coli o S. saprophyticus. La detección de uropatógenos inusuales como Proteus spp. sugiere ITU complicada o nos podría llevar a pensar en una anormalidad estructural.

Epidemiología
Cerca del 60% de las mujeres tendrá al menos un síntoma de UTI durante su vida; las mujeres sexualmente activas 18-24 años tiene alta incidencia de UTIs y el 25% tendrá resolución espontánea (5).

La prevalencia de ITUs en hombres es menor que en mujeres. En el varón las ITU tienen dos picos de incidencia: durante el primer año de vida y en mayores de 50 años (6), generalmente se encuentran relacionados con la presencia de patología prostática o manipulaciones urológicas (6).

Las mujeres jóvenes son comúnmente afectadas, con una frecuencia estimada de 0,5 a 0,7 infecciones por año, del total de las mujeres afectadas por una ITU, el 25% al 30% desarrollará infecciones recurrentes que no están relacionadas con alguna anormalidad del tracto urinario, ya sea funcional o anatómica (3).

Fisiopatología

Las ITUs bajas son significativamente mayores en mujeres, esencialmente debido a la longitud de su uretra y ambiente periuretral; estas infecciones generalmente comienzan con contaminación periuretral por un uropatógeno residente en el intestino, seguido de colonización de la uretra y, finalmente, la migración por los flagelos y pilis del patógeno a la vejiga o riñón; la adherencia bacteriana al uroepitelio es clave en la patogénesis de la infección urinaria. La infección ocurre cuando los mecanismos de virulencia bacteriana superan a los mecanismos de defensa del huésped. Las infecciones urinarias superiores, ocurren cuando los uropatógenos ascienden hacia los riñones por los uréteres, o por alguna obstrucción en el tracto urinario.

En condiciones normales las vías urinarias son estériles, con excepción de la parte distal de la uretra, donde habitan principalmente estafilococos saprófitos coagulasa negativos (p. ej. Staphylococcus epidermidis), bacilos vaginales (Haemophilus vaginalis), estreptococos no hemolíticos, corinebacterias y bacilos del ácido láctico (Lactobacillus). Los patógenos colonizan el sistema urinario principalmente por vía ascendente.

Las IVU pueden ser causadas por múltiples microorganismos, pero la bacteria más frecuentemente aislada es la Escherichia coli (E. coli.). Dependiendo de qué estudio epidemiológico, y de qué población fue estudiada, su porcentaje varía, pero generalmente se le atribuyen ser el agente casual en hasta cerca del 80% de los casos; en Ecuador según estudios publicados es responsable del 70% de ITUs., esta cifra podría estar sub o sobre estimada debido a la falta de investigaciones recientes sobre el tema en la población ecuatoriana. En ITUs no complicada se estima que la E. coli está presente en el 63% de los casos, Klebsiella pneumoniae (13%), Proteus mirabilis (6%), Enterococcus faecalis (5%) y Staphylococcus saprophyticus (0,5%). En cambio, en el caso de las ITU complicadas existe mayor variabilidad de microorganismos causantes; existe predominio de enterobacterias (60-75%) con E.coli como patógeno más frecuente, especialmente si se trata de una primoinfección, aunque se aíslan otras especies bacterianas como Proteus spp., Klebsiella spp., Pseudomonas spp., Serratia spp. y Enterococcus spp (7).

Frecuentemente la Candida albicans y otras especies de Candida, Cryptococcus neoformans y Aspergillus; son causantes del 5 % de ITU complicadas. Aparecen n con mayor frecuencia en pacientes diabéticos tratados con antibióticos, con sonda vesical, en personas sometidas a instrumentación del tracto urinario, sobre todo en pacientes tratados con inmunosupresores; algunos hongos levaduriformes pueden estar presentes en la orina, sin causar ITU (1).

En los últimos años se han producido, cambios sustanciales en los patrones de sensibilidad de los principales patógenos urinarios, con un incremento progresivo de las infecciones causadas por Enterobacterias Productoras de Betalactamasas de Espectro Ampliado (BLEA), de difícil manejo, lo que ha condicionado cambios en el tratamiento empírico de estas infecciones. Por ello, el incremento de las resistencias debería condicionar no sólo cambios en la terapia empírica, sino la aplicación de un uso racional de los antibióticos tanto en el tratamiento como en la prevención de las ITU recurrentes.

El conocimiento de los patrones de sensibilidad de las bacterias más frecuentes en el ámbito local es importante para seleccionar una terapia empírica apropiada coherente, los estudios realizados de manera continuada en el tiempo son útiles para que los clínicos optimicen la selección de la terapia empírica, en cuanto a eficacia clínica e impacto ecológico (resistencias) y son necesarios por la variabilidad entre zonas en la resistencia antibiótica.

Cuadro clínico
Los síntomas que acompañan a una infección de orina varían de acuerdo con el sitio de la infección, pero también pueden ser asintomáticas (8), debemos tener en cuenta que muchos pacientes pueden tener una bacteriuria significativa sin presentar síntomas.

La cistitis usualmente se caracteriza por la aparición brusca de disuria con o sin aumento de frecuencia y urgencia miccional, con menor frecuencia se observa incontinencia, tenesmo y dolor suprapúbico que a veces aumenta con la micción (estranguria). En ocasiones puede haber hematuria macroscópica (30 %) La orina puede ser turbia y maloliente (2).

Las manifestaciones clínicas sugestivas de pielonefritis incluyen fiebre (temperatura >38°C), escalofríos, dolor en flancos, sensibilidad en el ángulo costovertebral y nausea o vómito, además de tener o no tener síntomas urinarios bajos (3), nos debe hacer sospechar la existencia de pielonefritis o de prostatitis. En algunas situaciones clínicas los síntomas pueden ser atípicos como por ejemplo en vejiga neuropática o en el paciente sondado. La presentación clínica puede variar desde pielonefritis aguda obstructiva con urosepsis inminente a infección urinaria en el paciente sondado postquirúrgico, que puede desaparecer con la retirada de la sonda. Se deben tener en cuenta otras alteraciones urológicas como la hiperplasia prostática benigna o la disfunción del sistema autónomo en pacientes con lesión espinal o vejiga neurógena.

La disuria es común también en uretritis o vaginitis, pero la cistitis es más probable cuando los síntomas como frecuencia y urgencia miccional o hematuria son repentinos o severos; y cuando la irritación vaginal no está presente. La probabilidad de cistitis es mayor al 50% en mujeres con cualquier síntoma urinario y aumenta a un 90% en mujeres que tienen disuria sin irritación ni secreción vaginal

El único hallazgo físico que aumenta la probabilidad de una infección del tracto urinario es la sensibilidad del ángulo costo-vertebral (pielonefritis),

Diagnóstico
El diagnóstico de ITU se determina a base de los síntomas y signos, y los resultados de las exploraciones complementarias, la presencia de bacterias en orina por sí sola no representa un criterio diagnóstico de ITU, ya que puede tener su origen en contaminación microbiana de la muestra.

Exploraciones complementarias
    1. Análisis de orina: El estudio del sedimento urinario a partir de una muestra de orina obtenida del chorro medio de la micción, es de gran utilidad, en él es posible hallar leucocitos y piocitos, hematíes, que suelen observarse hasta en 40 a 60% de los pacientes con ITU. La presencia de bacterias visibles en el examen microscópico de orina es menos sensible (40 a 70%) pero muy específica (85% a 95%). La presencia de piuria en el análisis urinario tiene una sensibilidad elevada (95%) y una especificidad relativamente alta (71%) para ITU.

El análisis usando tirilla rápida es útil para medir la esterasa leucocitaria y/o los nitritos a partir de una muestra de orina, estas pruebas refuerzan el diagnóstico clínico de ITU. La esterasa leucocitaria presenta una especificidad de 59% a 96% y una sensibilidad de 68 a 98% para detectar uropatógenos en una concentración equivalente a $\geq 10^5$ UFC/mL en orina.

Las tiras que miden los nitritos pueden ser negativas si el microorganismo causante de la ITU no reduce el nitrato, como los Enterococcus sp, S.

saprophyticus, Acinetobacter, por lo tanto, la sensibilidad de la prueba de nitritos por tiras tiene una sensibilidad de 19% a 45%, pero una especificidad de 95% a 98%: por este motivo y ya que no detectan bacterias cuyo metabolismo no genera nitritos, las tiras reactivas no pueden reemplazar al urocultivo. La prueba de nitritos también puede arrojar falsos negativos si la muestra de orina es demasiada diluida.

2. Urocultivo: La prueba estándar para cualquier forma de ITU es el urocultivo. No se considera necesario un urocultivo en pacientes ambulatorios con ITU no complicada, porque es debida a un uropatógeno prevalente.

Se recomienda la realización de urocultivo en los siguientes casos:
- Sospecha de pielonefritis aguda.
- Síntomas que no se resuelven o reaparecen tras 2 a 4 semanas de haber completado el tratamiento.
- Mujeres que presentan síntomas atípicos.
- Mujeres embarazadas
- Sospecha de ITU complicada

El urocultivo más el antibiograma tiene dos tiempos; el primero, suele ser de 24 horas, lo que normalmente tarda en hacerse patente el crecimiento del uropatógeno; y un segundo, en el que se hace la identificación y se determina la susceptibilidad, tarda entre 48 y 72 horas. La sensibilidad y especificidad del cultivo utilizando como punto de corte la concentración tradicional de 105 UFC/mL es de 51% y 95%, respectivamente, y cuando el punto de corte se ajusta a una concentración de 102 UFC/mL, de 95% y 85%, respectivamente. El valor predictivo positivo para una concentración de 102 UFC/mL es 88% (3).

3. Hemocultivo: se realiza solo en casos graves de ITU complicadas, siendo positivo en casos como urosepsis.

4. Pruebas de imagen: no se encuentran indicadas en ITUs no complicadas, solo son indicadas en la ITU complicada y también en la pielonefritis sin complicaciones, si los síntomas persisten o empeoran a pesar del tratamiento estándar.

Ecografía del tracto urinario: permite detectar anomalías del tracto urinario (p. ej **Urografía**: indicada en caso de sospecha de anomalías del sistema pielocalicial o de los uréteres.

TC con contraste: tiene mayor sensibilidad en la detección de los abscesos perinefríticos, permite mostrar pielonefritis bacteriana focal, contraindicada en pacientes con insuficiencia renal.

La gammagrafía renal con DMSA; es un estudio con muy alta sensibilidad en la detección de la pielonefritis aguda, pero con alto costo económico.

Tratamiento

El objetivo del tratamiento en las ITU es hacer desaparecer la sintomatología y erradicar las bacterias del tracto urinario. En las ITU no complicadas el tratamiento se inicia generalmente de forma empírica, seleccionando el antibiótico según la sensibilidad local de E. coli, que puede variar mucho en función de la edad y el sexo del paciente, en general, aumentando el porcentaje de resistencias con la edad y siendo superior en hombres que, en mujeres, embarazo, historia previa de ITU, además de factores farmacológicos como posología y comodidad del paciente

En las últimas guías para el tratamiento de las ITU no complicadas, se recomienda un umbral del 20% como el nivel de resistencias a partir del cual no se debería utilizar un antibiótico de manera empírica en una infección urinaria de vías bajas y de un 10% en el caso de infección urinaria de vías altas.

La droga de elección para nuestro país es la Nitrofurantoína por sus bajos niveles de resistencia, fosfomicina y cefalosporinas son alternativas a la nitrofurantoína. Ampicilina e inhibidores de betalactamasas son desaconsejados por sus altas tasas de resistencia local presentadas en reunión de consenso para toma de decisiones respecto a la terapéutica. (8)

En pacientes sin síntomas clínicos después del tratamiento no se recomienda realizar pruebas de control, en pacientes masculinos sin factores del riesgo adicionales de ITU complicada el tratamiento debe durar 7 días en caso de cistitis y 14 días en caso de pielonefritis. El urocultivo de control: se debe repetir a las 1-2 semanas de finalizar el tratamiento.

La bacteriuria asintomática durante el embarazo se relaciona con riesgo aumentado de infección urinaria sintomática y pielonefritis. Sin embargo, la evidencia de la asociación entre bacteriuria asintomática y parto prematuro / bajo peso al nacer es débil. Muchas guías recomiendan el tratamiento de bacteriuria asintomática en mujeres embarazadas, pero la evidencia de un mejor resultado es baja y no fundamentada (5); sin embargo, la guía de IVU en mujeres embarazadas en Ecuador recomienda el tratamiento en base a un metaanálisis de alta calidad y opinión de expertos.

Tabla 3.- Terapia antibiótica recomendada de acuerdo con el tipo de UTI*

Antibiótico	Dosis	Duración	Comentario
Cistitis aguda no complicada			
Nitrofurantoína monohidratada/ macrocristal	100 mg VO BID	5 días	
Trimetoprima y sulfametoxazol,	160/800 mg VO BID	3 días	
Trimetoprima	100 mg VO BID	3 días	
Fosfomicina	3g VO una vez	Una dosis	
Alternativas			
Amoxicilina/ acído clavulánico	500/125 mg VO TID	5-7 días	
Cefalexina	500 mg VO BID	5-7 días	Ampliamente utilizado, pero con datos limitados
Ciprofloxacina	250 mg VO BID	3 días	
Levofloxacina	250-500 VO dosis diaria	3 días	
Pielonefritis aguda no complicada			
Ciprofloxacina	500 mg VO BID	7 días	Si la resistencia local es >10%, dar cetriaxona 1 g IV dosis única o una dosis de aminoglicósido
Levofloxacina	750 mg VO diario	5 días	
Alternativas o terapias definitiva después de confirmar la suceptibilidad			
Trimetoprima y sulfametoxazol,	160/800 mg VO BID	14 días	
Amoxicilina/ acído clavulánico	500/125 mg VO TID	10-14 días	
Cistitis aguda complicada			
Ciprofloxacina	500 mg VO BID	5-7 días	Terapia empírica basada en resistencia local, tras resultados de cultivos, tratar de 5-7 días
Levofloxacina	750 mg VO diario	5-7 días	
Ampicilina/sulbactam	1.5-3 g VO cada 6 horas		
Ceftriaxona	1g IV diaria		
Gentamicina	3-5 mg/kg IV dosis única		
Tratamiento específico	Si el patógeno es susceptible, Nitrofurantoína, trimetoprima/ sulfametoxazol, fosfomicina VO por 7 días		
E.coli BLEE			
Nitrofurantoína o Fosfomicina	7 días		
UTIs y Bacteriuria asintomática en mujeres embarazadas			
Nitrofurantoína monohidratada/ macrocristal	100 mg VO BID	5-7 días	Excepto durante el primer trimestre o cerca de término
Amoxicilina	500mg VO TID	3-7 días	
Amoxicilina/ acído clavulánico	500/125 mg VO TID	3-7 días	
Cefalexina	500 mg VO BID	3-7 días	
Fosfomicina	3g VO dosis única		
Trimetoprima y sulfametoxazol,	160/800 mg VO BID	3 días	Excepto durante el primer trimestre o cerca de término

VO= vía oral, BID= dos veces al día, TID= cada 8 horas, IV=intravenoso

Considerar tratamiento hospitalario en pacientes con náuseas y vómitos persistentes, falta de mejoría o agravamiento de los síntomas a pesar del tratamiento ambulatorio, diagnóstico dudoso. Los medicamentos se administran generalmente intravenosa, e inicialmente de forma empírica hasta obtener resultados del urocultivo.

Hidratación
Durante el tratamiento de las infecciones urinarias, la hidratación diluye el patógeno y elimina la orina infectada por el vaciado frecuente de la vejiga. Sin embargo, el recuento bacteriano vuelve al nivel de prehidratación después de que se suspende la hidratación; aunque la hidratación elimina la orina infectada, no hay evidencia clara de que la hidratación mejora los resultados de la infección urinaria (4).

Pronóstico
ITU no complicada: buen pronóstico. (9)
ITU crónica o recurrente en pacientes con anomalías anatómicas de las vías urinarias (p. ej. nefrolitiasis, reflujo vesicoureteral): puede causar insuficiencia renal crónica. (9)
Complicaciones de la ITU algunas pueden causar alta mortalidad (p. ej. sepsis urológica, especialmente en ancianos) (6).

Prevención
ITU recidivantes frecuentemente aparecen como cistitis no complicadas y con mucha menor frecuencia como PNA no complicada. A continuación, se presentan los métodos de prevención de las ITU recidivantes no complicadas.
Aplicar productos vaginales con probióticos (Lactobacillus. sp:

Actualmente no se recomienda la profilaxis ya que las únicas cepas estudiadas no se encuentran en comercialización. Los datos agrupados de metanálisis de ECA disponibles no muestran un beneficio convincente de los productos de lactobacillus como profilaxis de las infecciones urinarias recurrentes; sin embargo, las diferencias en la efectividad entre las preparaciones disponibles sugieren que se necesitan más ensayos antes de poder hacer una recomendación de uso (5).

Profilaxis con arándano:
Estudios limitados anteriores han sugerido que el arándano (Vaccinium macrocarpon) es útil para reducir la tasa de UTI más bajas en mujeres. Un

metaanálisis reciente que incluye 24 estudios, con 4,473 participantes mostró que los productos de arándano no redujeron significativamente la aparición de IU sintomática en general o para cualquiera de los subgrupos: niños con IU recurrentes, personas mayores, mujeres con infecciones urinarias recurrentes, mujeres embarazadas, pacientes con cáncer o personas con vejiga neurogénica o lesión espinal. Debido a estos resultados contradictorios, no se recomienda el consumo diario de arándano ni a cualquier producto derivado (10).

En un reciente ensayo clínico aleatorizado, no cegado, controlado con placebo, se demostró que una dosis diaria de 2 g de D-manosa fue significativamente superior al placebo y tan eficaz como 50 mg de nitrofurantoína para prevenir ITU recurrente. Esto es significativo, pero no suficiente para una recomendación.

En la actualidad, la D-manosa solo debe usarse dentro del marco de investigaciones clínicas de alta calidad hasta nuevas investigaciones (5).
Aplicar crema vaginal con estrógenos (en mujeres posmenopáusicas):

En las mujeres posmenopáusicas, el reemplazo vaginal de estrógenos, pero no el estrógeno oral, mostró una tendencia a prevenir la ITU (10).
Inmunoprofilaxis mediante el uso del extracto liofilizado de E. coli:
OM-89 está suficientemente bien documentado y se ha demostrado que es más efectivo que el placebo en varios ensayos aleatorios con un buen perfil de seguridad. Por lo tanto, puede recomendarse para la inmunoprofilaxis en pacientes femeninas con ITU. La eficacia en otros grupos de pacientes en relación con la profilaxis antimicrobiana aún no se ha establecido (5).

Instilación endovesical:
La instilación endovesical de ácido hialurónico y sulfato de condroitina se ha utilizado para la reposición de la capa de glucosaminoglucano (GAG) en la terapia de cistitis intersticial, vejiga hiperactiva, cistitis por radiación y para la prevención de la infección urinaria. Una revisión reciente de 27 estudios clínicos concluyó que se necesitan urgentemente ensayos a gran escala para evaluar el beneficio de este tipo de terapia. Por lo tanto, no es posible una recomendación general en esta etapa (5).

Modificaciones de comportamiento
Se ha sugerido una serie de medidas de higiene personal y conductual (por ejemplo, reducción de la ingesta de líquidos, micción tardía habitual y poscoital, limpieza de atrás hacia adelante después de la defecación, ducha vaginal y uso de

ropa interior oclusiva) para aumentar el riesgo de infección urinaria. Sin embargo, los estudios que han explorado estos factores de riesgo tienen documentado consistentemente la falta de asociación con UTI recurrente (10).

Recomendaciones

En cada paciente se debe tener en cuenta el tipo de ITU (no complicada vs. complicada), el sexo, la edad y la antibioterapia previa para iniciar tratamiento.
Ante cualquier diagnóstico o sospecha de ITU complicada se recomienda el análisis de orina rutinario, urocultivo y análisis de sangre para evaluar la función renal
Se recomienda valoración en 48-72 horas tras instauración de antibióticoterapia para ITUs complicadas para evaluar respuesta al tratamiento.

Figura 1.- Algoritmo general para diagnóstico y tratamiento de las IVU

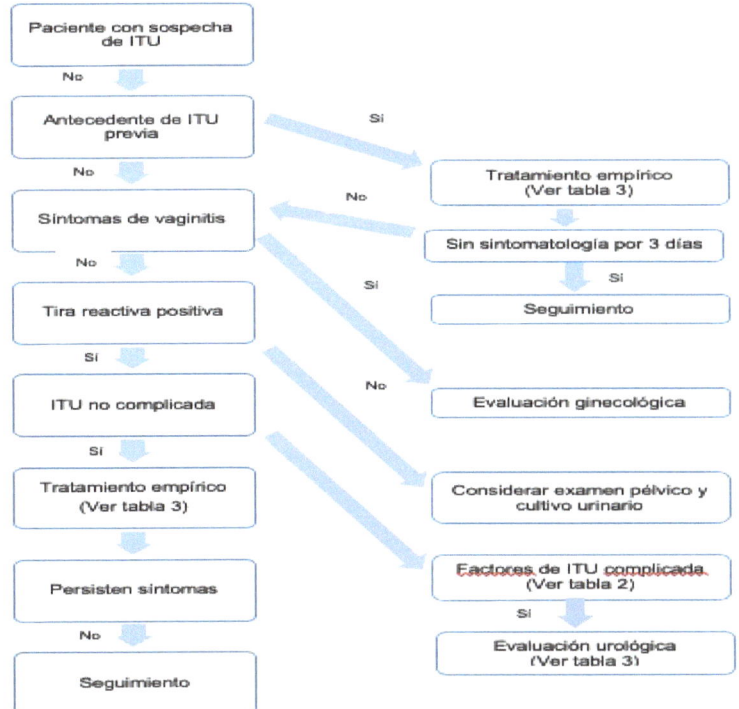

Adaptado de: Pacheco-Gahbler C., Aragón-Tovar A.R., Cantellano-Orozco M., Moreno-Aranda J., Moreno-Palacios J., Serrano-Brambila E.A., Montoya-Martínez G., Maldonado-Alcaraz E. Diagnóstico y tratamiento antibacteriano de Infecciones de vías urinarias (IVU). Documento de consenso de Actualización 2010 de las Guías MAPPA (Manejo Antibacteriano de Procesos infecciosos en el Paciente Adulto), llevada a cabo del 26 al 29 de agosto de 2010 en Ixtapa, Guerrero México.

REFERENCIAS

1. Martínez Gistau M. PROTOCOLO DE PREVENCIÓN DE LAS INFECCIONES DEL TRACTO URINARIO EN PERSONAS MAYORES INSTITUCIONALIZADAS Leida; 2017.
2. González Monte E. Infecciones de tracto urinario. Nefrología al Día. . Disponible en : http://www.revistanefrologia.com/es-monografias-nefrologia-dia-articulo-infecciones-tracto-urinario-4
3. Echevarría-Zarate J, Sarmiento Aguilar E, Osores-Plenge F. Infección del tracto urinario y manejo antibiótico. Acta méd. peruana. 2006; 23(1): p. 26-31.
4. Lee HS, Le JL. Urinary Tract Infections PSAP , editor.; 2018.
5. Bonkat (Chair) G, Bartoletti RR, Bruyère F, et al.. Guidelines on Urological Infections. 2015.
6. Hooton , Bradley , Cardenas D, et al. Diagnosis, prevention, and treatment of catheter-associated urinary tract infection in adults: 2009 International Clinical Practice Guidelines from the Infectious Diseases Society of America. Clin Infect Dis. 2010; 50(5): p. 625-663.
7. Sola Morena MD, Rodríguez Samper MC, Monteagudo Martínez N. INFECCIONES URINARIAS España: Boletín farmacoterapeútico de Castilla La Mancha; 2017.
8. Ministerio de Salud Pública del Ecuador. Infección de vías urinarias en el embarazo, guía de práctica clínica. MSP. 2013
9. Gupta K, Hooton T, Naber K, et al. International clinical practice guidelines for the treatment of acute uncomplicated cystitis and pyelonephritis in women: A 2010 update by the Infectious Diseases Society of America and the European Society for Microbiology and Infectious Diseases. Clin Infect Dis. 2011.
10. Bonkat G, Bartoletti R, Bruyère , et al. Guidelines on urological infections. 2019. Disponible en: http://uroweb.org/guidelines/compilations-of-all-guidelines/
11. Piccoli GB, Consiglio V, Colla L, Mesiano P, Magnano A, Burdese M, et al. Antibiotic treatment for acute 'uncomplicated' or 'primary' pyelonephritis: a systematic, 'semantic revision'. International Journal of Antimicrobial Agents. 2006; 28(1): p. 49-63.
12. Darquea Leoro AD. Tratamiento empírico de elección para infecciones de vías urinarias no complicadas en pacientes adultos de la consulta externa del hospital de los valles y su correlación con el patrón epidemiológico de la resistencia antimicrobiana en urocultivos y antib ECUADOR PUCD, editor. Quito; 2014

*Fuente Tabla3: Coyle EA, Prince RA. Urinary tract infections and prostatitis. In: DiPiro JT, Talbert RL, Yee GC, et al, eds. Pharmacotherapy: A Pathophysiologic Approach, 10th ed. New York: McGraw-Hill, 017; Grabe M, Bartoletti R, Bjerklund Johansen TE, et al, for the European Association of Urology. Guidelines on Urological Infections. 2015; Sobel JD, Kaye D. Urinary tract infections. In: Mandell GL, }ennett JE, eds. Principles and Practice of Infectious Diseases, 8th ed. Philadelphia: Elsevier Saunders, 2014;886-913.

CAPITULO 8

NEUMONÍA ADQUIRIDA EN LA COMUNIDAD
Md Katherine Elizabeth Almeida Barba

Definición

La neumonía adquirida en la comunidad (NAC) es una infección aguda del parénquima pulmonar que se manifiesta por signos y síntomas de infección respiratoria baja. (1) Es una de las enfermedades respiratorias más frecuentes entre las diversas infecciones que desencadenan sepsis. (2). La neumonía en sí es una infección común y a menudo se diagnostica erróneamente y tratados inapropiadamente. Si bien a menudo puede presentar como una enfermedad relativamente leve, en general sigue siendo una causa de considerable morbilidad y mortalidad. (3)

Se consideran NAC la que se presentan en las primeras 48 horas del ingreso. Se excluyen de esta definición la neumonía en pacientes inmunodeprimidos, pacientes con bronquiectasias y las asociadas a cuidados sanitarios (pacientes en: residencias sociosanitarias, hospitales de día, hospitalización a domicilio, en diálisis, ingreso hospitalario reciente) por el riesgo de presentar infección por gérmenes resistentes. (1)

Epidemiología

La incidencia de neumonía se estima entre 1.5 y 14.0 casos por 1000 años persona. La tasa de mortalidad estandarizada por edad reportada para infecciones de tracto respiratorio inferior (ITRI) es de 41.7 / 100,000 habitantes. (2) El 40% de los pacientes con NAC requieren ingreso hospitalario y alrededor de un 10% ingreso en una unidad de cuidados intensivos. (1) Sin embargo, la verdadera incidencia de CAP probablemente se subestima. Pacientes con las infecciones leves tienen menos probabilidades de buscar atención médica y, por lo tanto, el diagnóstico puede no ser reconocido. (4)

Se han registrado a nivel mundial 6,3 millones de muertes en pacientes menores de 5 años en el año 2013, siendo las enfermedades infecciosas el 51,8% causas, de las cuales la neumonía encabeza la lista con 14,9% correspondiente a 935000 muertes para ese año. (5)

Ecuador en el año 2018 la NAC con un 5.8% es la cuarta causa de mortalidad en hombres y mujeres con 4.104 defunciones. La neumonía tomo el quinto puesto como causa de mortalidad masculina con un 5.4% y 2.096 defunciones, toma el cuarto puesto como causa de mortalidad femenina con el 6.3% con 2.008 defunciones solo después de enfermedades isquémicas, diabetes mellitus, enfermedades cerebrovasculares y accidentes de transporte terrestre; como causa de mortalidad infantil se encuentro en quinto lugar con un 4,9% y 164 defunciones (6)

Etiología

La probabilidad de que una enfermedad sea causada por un organismo específico varía con la gravedad de la enfermedad (4), microbiológicamente las bacterias son agentes comunes en la neumonía (2) (tabla 1), el S. pneumoniae es el patógeno bacteriano comúnmente aislado, que representa más del 25% de los casos de NAC en todo el mundo. (4)

Las presentaciones más suaves tienen más probabilidades de ser causada por M pneumoniae, C pneumoniae y virus, aunque S pneumoniae todavía predomina. Las presentaciones más severas comúnmente involucran Staphylococcus aureus, Legionela y H influenzae. (4) Sin embargo, la mortalidad por Pseudomonas aeruginosa, Klebsiella spp., Escherichia coli y Staphylococcus aureus es sustancialmente mayor en comparación a otros organismos. (2)

Tabla 1. Organismos causales de Neumonía según su severidad (4)	
NAC ambulatorio	M pneumoniae, S pneumoniae, Chlamydophila pneumoniae, respiratory viruses
NAC pacientes no requiere UCI: severidad baja	S pneumoniae, M pneumoniae, C pneumoniae, respiratory viruses
NAC paciente no requiere UCI: severidad moderada	S pneumoniae, Staphylococcus aureus, H influenzae, Legionella species, respiratory viruses
NAC paciente requiere UCI: severidad alta	S pneumoniae, enteric gram-negative bacilli, S aureus, H influenzae, Legionella, virus respiratorios, Pseudomonas aeruginosa

Aunque la NAC se caracterizaba tradicionalmente por la etiología bacteriana, los patógenos virales también son predominantes. Los patógenos virales como el rinovirus, virus sincitial respiratorio, metapneumovirus humano y virus de la gripe son ahora causas comunes de NAC. Durante la temporada 2013-2014, el 23.2% de los adultos y el 17.5% de los pacientes con influenza infantil fueron superinfectados con patógenos bacterianos. De los superinfectados, el 36% estaban infectados con S. aureus, en comparación con el 5,4% con S. pneumoniae. La superinfección bacteriana a menudo se asocia con enfermedad grave y síndrome de dificultad respiratoria aguda. (4)

Factores de Riesgo

El riesgo de contraer neumonía aumenta con la edad del paciente y la presencia de comorbilidades. Estas comorbilidades incluyen a las enfermedades respiratorias crónicas, como EPOC y bronquiectasias, de igual mantera las enfermedades cardiovasculares y la enfermedad renal. La epilepsia, la demencia y el accidente cerebrovascular aumentan el riesgo de neumonía por la alta posibilidad de aspiración. Recientemente se han identificado algunos riesgos genéticos para tener NAC. Variantes en el proto-oncogén tirosina-protein kinasa FER gen, que regula la adhesión celular, migración y quimiotaxis ha sido asociado con un menor riesgo de muerte por neumonía. (4)

Tabla 2. Factores de Riesgo Neumonía (1)	
Factores de Riesgo para desarrollo de NAC	Factores de Riesgo para Sospecha de NAC por gérmenes no habituales
Consumo de tabaco (>20 cigarrillos/día).	Senilidad.
Enfermedades crónicas (diabetes, hepatopatías, cardiopatías, enfermedad renal, neoplasias, EPOC)	Falta de respuesta a tratamiento empírico correcto a las 48-72 horas de iniciado.
Malnutrición.	Comorbilidad.
Demencia.	Sospecha de aspiración.
Edad avanzada.	Presentación inicial muy grave.
Esplenectomía.	Presencia de signos radiológicos indicativos de patógeno no habitual (cavitación).
Tratamiento crónico con corticoides.	

Fisiopatología

La neumonía es un tipo de infección respiratoria aguda que afecta a los pulmones. Estos están formados por pequeños sacos, llamados alvéolos, que en las personas sanas se llenan de aire al respirar. (7) Las funciones principales del sistema respiratorio son para obtener oxígeno y eliminar el dióxido de carbono. También filtra el aire entrante, transporta aire dentro y fuera de los pulmones, proporciona intercambio celular de gases, atrapa partículas en el aire entrante, controla la temperatura y el agua contenido del aire entrante, produce sonidos vocales y regula el pH de la sangre. (8)

Desde el punto de vista anatomopatológico, la neumonía se localiza en el parénquima pulmonar; específicamente en las unidades de intercambio gaseoso (bronquiolos terminales y respiratorios, alvéolos e intersticio). Las vías por las cuales los microorganismos penetran al parénquima pulmonar son (5):
- Descendente: relacionada con un cuadro respiratorio viral alto previo.
- Por aspiración: debido a alteraciones en la mecánica de deglución, reflujo gastroesofágico y episodios agudos de epilepsia.
- Por alteraciones anatómicas, funcionales o inmunológicas: relacionadas con enfermedades como fibrosis quística, tratamientos inmunosupresores e inmunodeficiencias.
- Por diseminación hematógena.

La micro aspiración puede ocurrir de forma regular, incluso en condiciones saludables. La progresión depende en gran medida del inóculo de bacterias patógenas, volumen de aspirado, frecuencia de aspiración y virulencia de bacterias aspiradas en relación con la respuesta inmune del huésped. La colonización de la orofaringe con organismos virulentos se ve afectada por las comorbilidades. (4)

Cuando las bacterias llegan a los pulmones, causan una inflamación en respuesta que resulta en enfermedad. (8) Los mecanismos de defensa del sistema respiratorio son barreras anatómicas, células y proteínas, capaces de desarrollar una respuesta eficaz contra microorganismos invasores y de reconocer y eliminar partículas exógenas, células neoplásicas y material endógeno. Cualquier proceso que altere estos mecanismos normales de defensa, condiciona el desarrollo de procesos infecciosos que afectan el parénquima pulmonar. (5) Las infecciones virales recientes pueden disminuir las inmunoglobulinas protectoras y reducir la barrera de protección, que produce una infección secundaria más probable. (8)

Las bacterias intracelulares (Micoplasma pneumoniae, Chlamydia pneumoniae, Legionela spp) y los virus tienden a ingresar al tracto respiratorio inferior a través de la ruta de inhalación. Las micropartículas en las que se suspende ese inóculo también deben ser suficientemente pequeñas (típicamente <5 mm) para facilitar el tránsito hacia las vías aéreas inferiores mientras continúa para evadir las defensas locales del anfitrión. (4) Streptococcus pneumoniae se multiplica rápidamente en los espacios alveolares, que pueden conducir hiperemia, edema, y movilización de neutrófilos. (8)

En pacientes sanos es común que el tracto respiratorio superior se encuentre colonizado por bacterias patógenas, que usualmente precede a la invasión del tracto respiratorio inferior. (5) Cuando se llenan los alvéolos con bacterias, glóbulos rojos y líquido, el peso del pulmón aumenta y se genera neumonía. Esta lesión en los lóbulos se desarrolla etapas que se revisara a continuación (3):

- La congestión: en la cual se desarrolla inflamación en las paredes de los alvéolos y se forman exudados alvéolares, que interfieren con la difusión de oxígeno. (3)
- La consolidación: neutrófilos, glóbulos rojos y fibrina se acumulan en el exudado, formando una masa sólida. Los glóbulos rojos comienzan a descomponerse y a medida que se resuelve la infección, el exudado se descompone por macrófagos. Debido a que un lóbulo entero está infectado, las pleuras adyacentes también se ven afectadas, resultando en

una infección que se propaga a la pleural (pleuritis). (3)

Cuadro Clínico

Los síntomas de la neumonía vírica y los de la bacteriana son similares, embargo la neumonía vírica pueden ser más numerosa que la bacteriana. (7) La clínica de una neumonía puede ser identificada de manera inespecífica principalmente en pacientes mayores o con comorbilidad previa. (9) Es por tanto que la presentación clínica debe ser valorada según la edad del paciente.

- **Lactantes, menores y mayores de 5 años**
  Los criterios clínicos en pacientes menores de 5 años son: tos o dificultad respiratoria y taquipnea o tiraje. (5)

Tabla 3. Criterios de dificultad respiratoria en pacientes con neumonía (5)		
	Edad	Frecuencia Respiratoria
Taquipnea	0-2 meses	> a 60 rpm
	2-12 meses	> a 50 rpm
	1-5 años	> a 40 rpm
	Mayor 5 añoso	> a 20 rpm
Disnea		
Retracciones (Supraesternales, intercostales, o subcostales)		
Quejido		
Aleteo Nasal		
Apnea		
Estado mental alterado		
Medición de oximetría de pulso < 90% en aire ambiente		

- **Adultos** La presentación clásica o típica de la neumonía se caracteriza por la aparición aguda de síntomas infecciosos del tracto respiratorio inferior como: fiebre, tos, pleuresía, disnea y aumento de la producción de esputo. En muchos pacientes, la presentación de neumonía puede ser atípico y caracterizado predominantemente por síntomas no respiratorios como malestar general, mialgia, confusión y diarrea. (4)

Tabla 4. Signos y síntomas más comunes asociados a bacterias (8)	
Tos, ya sea no productiva o productiva con un esputo de color oxidado.	Dolor torácico pleurítico con entablillado o restricción de la expansión respiratoria
Falta de aliento	Fiebre superior a 38 °C con escalofríos.
Crepitantes escuchado en la auscultación.	Náuseas, vómitos o diarrea.
Cambios en el estado mental, como confusión o desorientación	Estertores audibles sobre el lóbulo afectado, que desaparecen a medida que se produce la consolidación.
Aumento de la frecuencia respiratoria.	Taquicardia
Marcada fatiga.	Aparición repentina de síntomas.

La tos y la fiebre son dos de los signos más comunes asociado con neumonía bacteriana, pero estos signos también están asociados con otros diagnósticos diferenciales.

- **Ancianos**

  En los ancianos los síntomas clásicos de la neumonía suelen ser menos frecuentes que en los pacientes adultos más jóvenes. En ocasiones, la única expresividad clínica puede ser la presencia de quejas inespecíficas, descompensación de patología crónica, caídas, deterioro funcional o síndrome confusional. La ausencia de fiebre, hipoxemia o síntomas respiratorios no permiten descartar el diagnóstico de neumonía. (10)

Diagnóstico

Ante un paciente con sospecha de NAC debemos realizar una historia clínica (factores de riesgo clínicos y epidemiológicos, comorbilidad, sintomatología) y una exploración física general. La realización de pruebas complementarias a nivel ambulatorio (radiología, análisis sanguíneos y cultivos) dependerá de los factores de riesgo y de los hallazgos clínicos. (11)

- **Lactantes, menores y mayores de 5 años**

  El screening de niños con infección respiratoria aguda para ser diagnosticados con neumonía se basa inicialmente en los aspectos clínicos. (12) No se recomienda la radiografía de tórax (Rx) de rutina en neumonía adquirida en la comunidad de manejo ambulatorio. Para el diagnóstico de neumonía en edades pediátricas se debe seguir el siguiente algoritmo (5):

Motivos de Consulta Frecuente

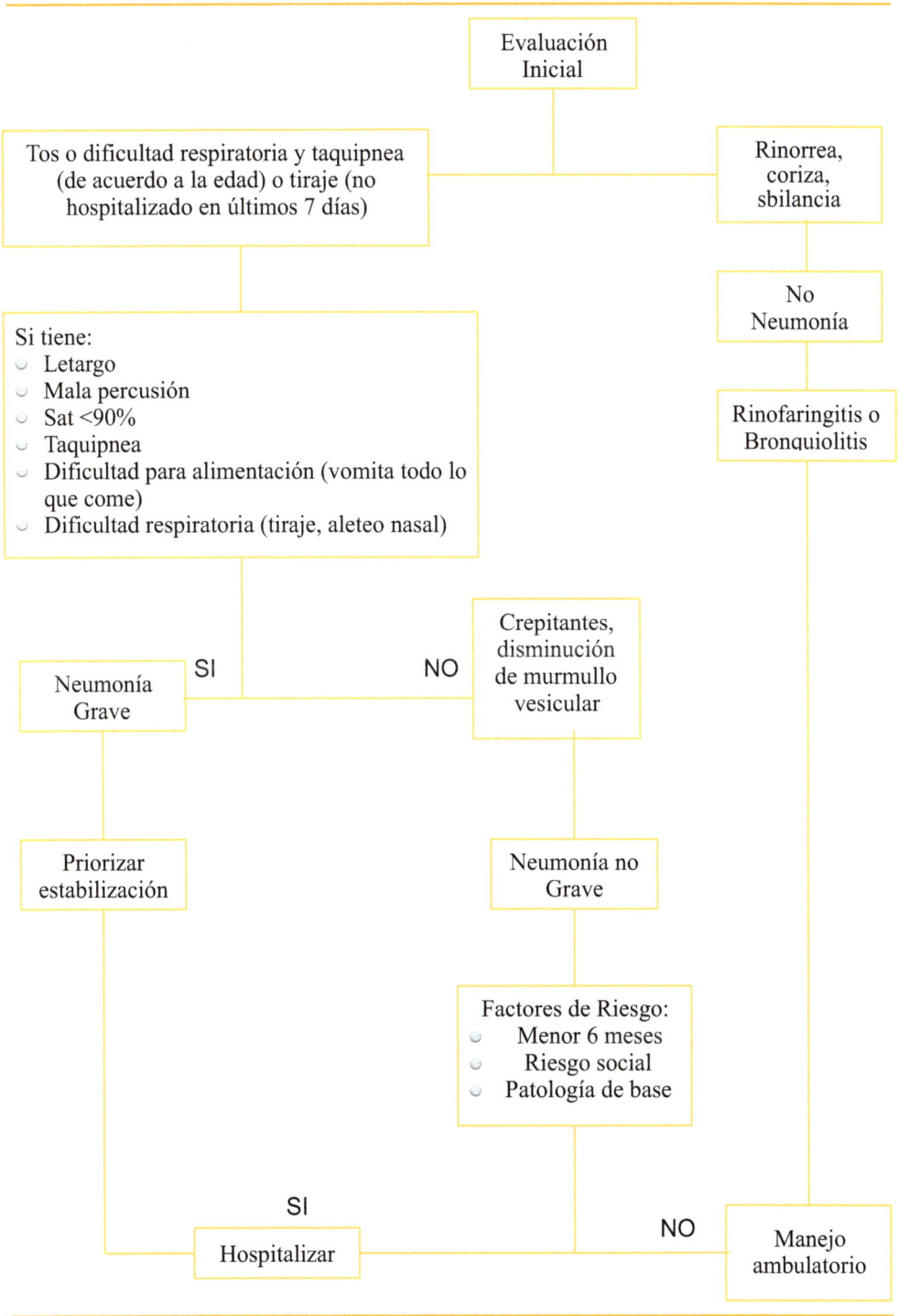

Adultos y ancianos

Una parte importante del diagnóstico de la neumonía adquirida en la comunidad es una evaluación exhaustiva de la condición del paciente. Antes de hacer un diagnóstico, el equipo de atención médica debe adquirir el historial del paciente, y realizar un examen físico. (8) La British Thoracic Society no recomienda realizar de forma rutinaria pruebas complementarias en pacientes adultos sanos de bajo riesgo y con sospecha de NAC, incluyendo las pruebas radiológicas, a excepción de cuando haya dudas diagnósticas o en pacientes con evolución clínica no satisfactoria. (13)

- **Historia del paciente:** Es importante adquirir una historia clínica precisa del paciente. Conocer los síntomas del paciente ayuda a descartar otros diagnósticos. Una revisión completa de los sistemas del cuerpo. (8)
  Examen físico: Al realizar el examen físico para una posible neumonía, el proveedor debe centrarse en el cuerpo en su conjunto en lugar de solo en los pulmones para asegurar diagnósticos diferenciales. Se debe evaluar a fondo los pulmones usando palpación, percusión y auscultación. (8)

- **Radiografía:** Se necesita evidencia radiográfica de afectación pulmonar parenquimatosa para establecer diagnóstico de neumonía. (4) La neumonía llena los espacios aéreos con exudado inflamatorio, con apariencia más densa y por lo tanto se visualiza más blanco (radiopaco) las zonas afectadas que el resto del pulmón, que es más negro (radiolúcido) (Figura 1). No debe realizarse una radiografía de tórax hasta al menos 12 horas después del inicio de los síntomas, que es cuando normalmente aparecen opacidades radiográficas, especialmente en neumonía adquirida en la

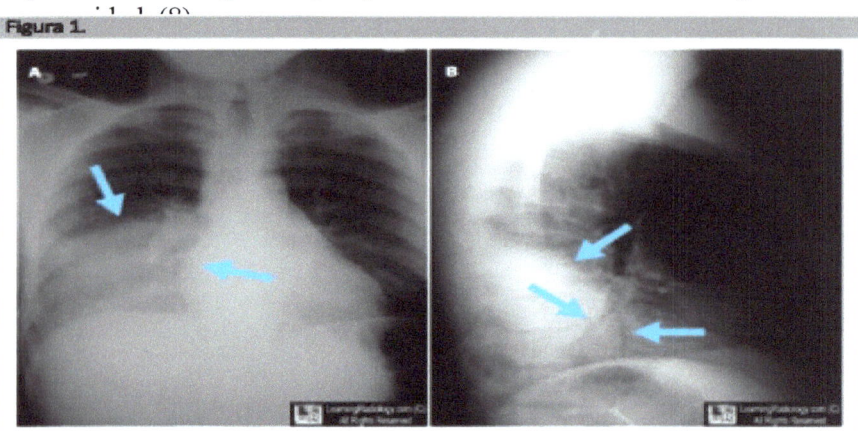

Figura 1.

Descripción: Broncograma aéreo. Las estructuras ramificadas radiotransparentes son visibles en la radiografía de tórax AP (A) pero son más prominentes en la vista lateral (B). Normalmente, estos bronquios no son visibles en una radiografía. Imagen cortesía de learningradiology.com. **(8)**

- **Pruebas microbiológicas**: En pacientes con sospecha de neumonía, las pruebas de laboratorio de rutina suelen estar indicadas, particularmente cuando se requiere hospitalización. (4) Las pruebas pueden ayudar determinar un diagnóstico preciso. Se ordena estas pruebas si un paciente tiene esputo purulento y no ha respondido a los antibióticos. (8)

- **Tomografía computarizada:** La tomografía computarizada (TC) es el estándar de oro para la detección de infiltrados pulmonares, sin embargo, se obtienen radiografías de simples tórax con mayor frecuencia, especialmente en el entorno ambulatorio. (4) La TC puede identificar pequeños derrames pleurales, daños demasiado pequeños para ser visible en radiografías, abscesos pulmonares u obstrucción de la vía aérea central. Se suele solicitar para pacientes con neutropenia y pacientes con fiebre de origen desconocido (Figura 2). (8)

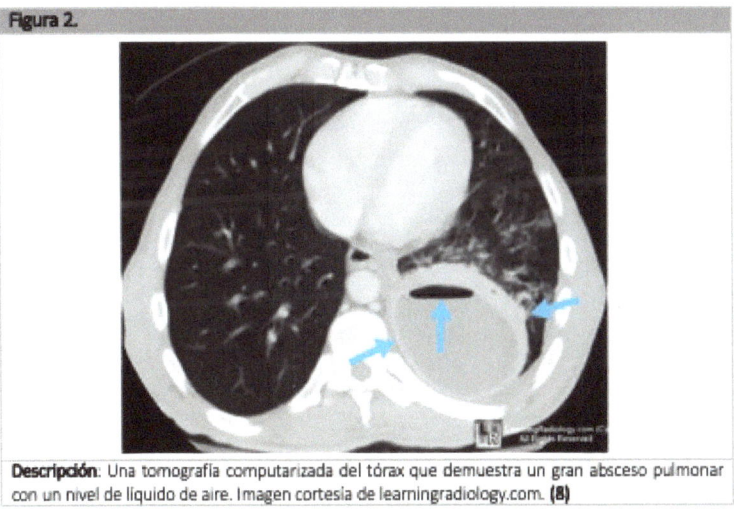

Figura 2.

Descripción: Una tomografía computarizada del tórax que demuestra un gran absceso pulmonar con un nivel de líquido de aire. Imagen cortesía de learningradiology.com. (8)

- **Resonancia magnética:** La resonancia magnética (RM) del pulmón rara vez se usa para diagnosticar neumonía por varias razones, incluyendo que la falta de densidad de protones en los pulmones da como resultado una señal reducida, también se necesita una alta resolución espacial para detectar pequeñas lesiones y derrames. Pero la RM es útil para estadificar enfermedades malignas que podrían haber causado la neumonía y disminuye significativamente la exposición a la radiación del paciente. (8)

Pronóstico
Se han descrito diversos factores relacionados con la mortalidad, que incluyen la

edad, la comorbilidad, la etiología microbiana y el tratamiento antibiótico precoz y adecuado. (10) En general, la tasa de mortalidad para pacientes ambulatorios es <1%, mientras que para pacientes hospitalizados puede variar de 10 a 40% con una tasa general de aproximadamente 14%. (3)

La decisión de hospitalizar a un paciente es individual y se basa en aspectos clínicos. Para facilitar esta decisión se han desarrollado en los últimos años diferentes herramientas de ayuda en forma de escalas de estratificación de la gravedad, siendo las más utilizadas el «Pneumonia Severity Index» (PSI) y el «CURB-65».
Han comparado el PSI vs el CURB-65 y muestran una habilidad predictiva similar para la mortalidad a los 30 días. (10)

CRB-65: es una simplificación de la CURB-65 que a diferencia de ésta solo tiene en cuenta parámetros clínicos, es de fácil aplicación y es la de mayor utilidad en atención primaria. Para su valoración se debe aplicar el siguiente algoritmo (1):

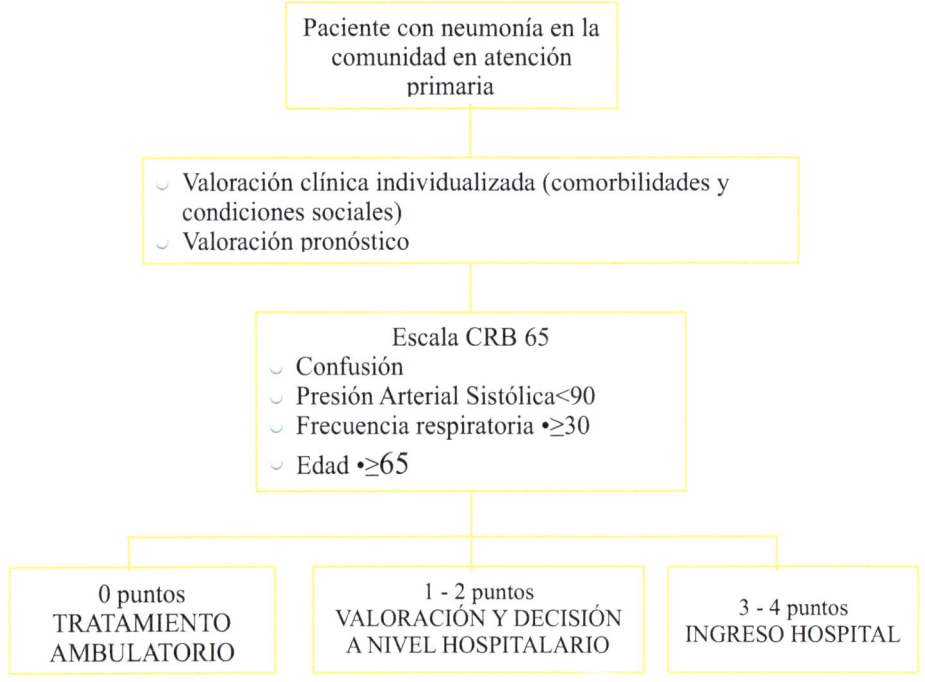

PSI: Evalúa la probabilidad de mortalidad a los treinta días y clasifica a los pacientes en cinco grupos de riesgo. Se trata de una escala de más utilidad a nivel hospitalario, pues valora datos analíticos entre otras variables.

Tratamiento

Lactantes, menores y mayores de 5 años Debe de iniciar un tratamiento sintomático de la fiebre y el dolor, abundantes líquidos, comprobar que los cuidadores entiendan las pautas del tratamiento y signos de alarma, seguido de un control en 48 a 72 horas. (5)

- **Tratamiento Antibiótico Ambulatorio:** Por lo general no se recomienda prescribir antibióticos de manera rutinaria, sin embargo, si se considera una etiología bacteriana se debe considerar lo siguiente (5):

Tabla 4. Tratamiento Antibiótico lactantes, menores y mayores de 5 años (5) (12)		
Tratamiento	**Menores 5 años**	**Mayores 5 años**
Primera Línea	Amoxicilina: 90 mg/kg/día vía oral dividida cada12 horas por 5 a 10 días. (Dosis máxima: 500mg/dosis)	Amoxicilina: 90 mg/kg/día vía oral dividida cada12 horas por 5 a 10 días. Dosis máxima: 4000 mg/día.
Alternativa	Amoxicilina + Ácido Clavulánico ≥3 meses y < 40 kg: 90 mg/kg/ día vía oral cada 12 horas, por 5 a 10 días.	Amoxicilina + Ácido Clavulánico: > 40 kg: 90 mg/kg/día vía oral cada 12 horas, por 7 a 10 días.
Atípica	Claritromicina: 7,5 mg/Kg de peso/día en 2 dosis, durante 10 días Azitromicina: 10 mg/Kg de peso/día, dosis inicial, seguida de 5 mg/Kg de peso/día 1 vez al día del segundo al quinto día de tratamiento	Claritromicina: 7,5 mg/Kg de peso/día en 2 dosis, durante 10 días (Dosis máxima 1 g/día); Azitromicina: 10 mg/Kg de peso/día, dosis inicial, seguida de 5 mg/Kg de peso/día 1 vez al día del segundo al quinto día de tratamiento. Dosis máxima 500 mg el primer día, y 250 mg del segundo al quinto día
Por Influenza	Oseltamivir: <15 kg: 30 mg vía oral cada 12 horas por 5 días.	Oseltamivir 15 a 23 kg: 45 mg vía oral cada 12 horas por 5 días. 23 a 40 kg: 60 mg vía oral cada 12 horas por 5 días. >40 mg: 75 mg vía oral cada 12

Adultos y ancianos

El tratamiento de la neumonía adquirida en la comunidad depende de su gravedad y generalmente es menos agresivo para pacientes ambulatorios que para pacientes que requieren hospitalización. (8) Es esencial iniciar cuanto antes de forma empírica el tratamiento para disminuir la gravedad de los síntomas, así como las complicaciones fatales (incluyendo la mortalidad). (1)

En el tratamiento de una NAC se debe indicar reposo, administrar antitérmicos si fiebre o analgésicos si existe dolor pleurítico. Aconsejar hidratación, no utiliza rutinariamente antitusivos. Y deben ser reevaluados clínicamente en 48-72 horas o antes si la evolución clínica no es buena. (1)

Una vez que se establece el diagnóstico de neumonía, el tratamiento con antibióticos debe iniciarse sin demora. (4) A continuación, se resumen las recomendaciones actuales de diferentes sociedades y organismos de tratamiento antibiótico empírico de la NAC. (1)

Tabla 5. Tratamiento empírico para neumonía según su severidad (1) (8) (4)		
Tipo de neumonía	Primera Línea	Alternativa
NAC: ambulatorio	Riesgo bajo: Amoxicilina oral 1 gramo cada ocho horas durante 7-10 días.	Claritromicina 500 mg orla o de liberación prolongada 1000 mg oral cada 12 horas por 7-14 días
NAC: ambulatorio con factores de riesgo con resistencia a macrólidos	Amoxicilina + ácido clavulánico 1.000/125 dos comprimidos cada 12 horas. Riesgo moderado o alto: amoxicilina un macrólido (azitromicina 500 mg/día de 3-5 días) bien desde el inicio o bien a las 48-72 horas de este si persiste la fiebre.	Levofloxacino 500-750 mg/24 horas o moxifloxacino 400 mg/24 horas, 7-10 días.

RECOMENDACIONES
Como muchas enfermedades infecciosas, la NAC es un proceso dinámico, que requiere frecuentes revaluaciones y más aún cuanto menor sea el grado de vigilancia que aportamos al paciente. La intensidad en la búsqueda del

diagnóstico etiológico debe estar regida por la gravedad, la progresión y la respuesta al tratamiento, el grado de inmunocompetencia y el riesgo de adquisición de patógenos que requieren tratamiento más específico.

La inmunización con vacunas para prevenir la neumonía adquirida en la comunidad contra patógenos bacterianos y virus, debe ser considerada como la estrategia de la atención primaria de salud. Las vacunas contra la influenza y S. penumoniae debe ser utilizadas de manera rutinaria en poblaciones de pacientes seleccionados, recomendándose la vacunación anual contra la influenza en todas las personas de más de 6 meses de edad y para adultos mayores, inmunocomprometidos, personas con comorbilidades médicas y trabajadores de la salud. La prevención involucra también el considerar factores de riesgo conductuales en la población como el tabaquismo y el alcoholismo, normas de higiene, la reducción de la contaminación del aire doméstico, la prevención del VIH.

REFERENCIAS

1. Alfonsín FL. Fisterra. [Online].; 2019 [cited 2019 11 24. Available from: https://www.fisterra.com/guias-clinicas/neumonia-adquirida-comunidad-nac/?avisologin=%3Cstrong%3ESu%20prueba%20gratuita%20expira%20el%2002/12/2019%3C/strong%3E.%20A%20partir%20de%20ese%20dia%20dejara%20de%20tener%20acceso%20a%20los%20contenidos%20de%20%3C.
2. Sandeep Nayar AHPWSRJARJ. Management of community−acquired bacterial pneumonia in adults: Limitations of current antibiotics and future therapies. Department of Medical Affairs, Wockhardt Ltd., BKC, Mumbai, Maharashtra. 2019; 36(6).
3. Mandella LA. Community-acquired pneumonia: An overview. Postgraduate Medicine. 2015.
4. Charles W. Lanks MAIMMDWHM. Community-acquired Pneumonia and Hospital acquired Pneumonia. Med Clin N Am. 2019.
5. Ecuador MdSPd. Guia de Práctica Clìnica. Neumonía adquirida en la comunidad en pacientes 3 meses a 15 años Quito; 2017.
6. INEC. Registro Estadístico de Nacidos Vivos y Definciones 2018. Estadísticas Vitales. 2019 AGOSTO;: p. 44-48.
7. Salud OMdl. Organizacion Mundial de la Salud. [Online].; 2019 [cited 2019 Noviembre 26. Available from: https://www.who.int/es/news-room/fact-sheets/detail/pneumonia.
8. Jennifer Franco BRT. Community-acquired Pneumonia. RADIOLOGIC TECHNOLOGY. 2017 Agosto; 88(6).
9. Hoare Z1 LW. Pneumonia: update on diagnosis and management. Department of respiratory medicine, nottingham city hospital. 2006 Mayo.
10. Juan González del Castillo a FJMSPLMAMENyJB. Guía de consenso para el abordaje de la neumonía adquirida en la comunidad en el paciente anciano. Revista Española de Geriatría y Gerontología. 2014 Mayo.
11. Ramsdell J1 NGFJ. Management of community-acquired pneumonia in the home: an American College of Chest Physicians clinical position statement. American College of Chest Physicians' Home Care Network Working Group. 2005 Mayo.
12. M.Nascimento-Carvalho Aloop. Community-acquired pneumonia among children: the latest evidence for an updated management. Jornal de Pediatria. 2019 Septiembre.
13. Lim WS1 BSGRHAJCLJIMJRRRHLMWMWM, Committee. PGCotBSoC. BTS guidelines for the management of community acquired pneumonia in adults: update 2009. Respiratory Medicine. 2009 Octubre.

CAPITULO 9

DISLIPIDEMIAS
Md. Gabriela Tatiana Colcha Proaño

Definición
Las dislipidemias son un conjunto de enfermedades asintomáticas provocadas por concentraciones anormales de las lipoproteínas sanguíneas. Se clasifican por síndromes que engloban diversas etiologías y distintos riesgos cardiovasculares. (1)

Epidemiología
La Dislipidemia es un factor de riesgo principal para la enfermedad cardiovascular aterosclerótica y puede incluso ser un requisito previo para la enfermedad cardiovascular aterosclerótica antes de que entren en juego otros factores de riesgo importantes.

Los datos epidemiológicos también sugieren que la hipercolesterolemia y quizá la aterosclerosis coronaria son factores de riesgo de accidente cerebrovascular isquémico.

Según datos desde 2009 a 2012 más de 100 millones de adultos estadounidenses mayores de 20 años de edad tuvieron niveles de colesterol ≥ 200 mg/dL; aproximadamente 31 millones tuvieron niveles ≥ 240 mg/dL. (5)

En el Ecuador las enfermedades derivadas de la dislipidemia ocupan un 13,6% siendo uno de los mayores indicadores de muerte en poblaciones vulnerables como de adultos mayores. Esta enfermedad también se presenta como un índice de alta mortalidad la cual varía acorde a la ocupación que realicen las personas generalmente en las industrias por sus hábitos de consumo como alcohol, tabaco en donde la dislipidemia mixta llega a valores del 50% generalmente más en hombres que en mujeres. (3)

Fisiopatología
Las lipoproteínas son partículas complejas compuestas por proteínas y grasas que transportan los lípidos en nuestro organismo.

Las más importantes son las LDL, producto del metabolismo de las VLDL, las cuales a su vez son producidas en el hígado; estas últimas ricas en triglicéridos (TG), pero en la medida en que los ácidos grasos son utilizados van perdiendo TG, y proporcionalmente aumenta la concentración de colesterol, convirtiéndose en LDL.

La función de las moléculas LDL es la de transportar colesterol desde el hígado hacia otros tejidos encargados de la síntesis de esteroides. Al aumentar las LDL empiezan a depositarse en la capa de la íntima arterial en donde son retenidas por los glucosaminoglicanos, moléculas constitutivas de la pared arterial y que fisiopatológicamente retienen el colesterol en la pared del vaso; en este microambiente de la íntima-media, las LDL son oxidadas favoreciendo a los procesos inflamatorios, atrayendo a los monocitos, que se transforman en macrófagos. Éstos, a su vez, luego de fagocitar las LDL oxidadas, se transforman en células espumosas que constituyen la base fisiopatológica de la placa ateroesclerótica, pues al lisarse, liberan una serie de enzimas que afectan el endotelio arterial.

Las HDL son un tipo de lipoproteínas sintetizadas en el hígado, cuya proteína constitutiva principal es la apolipoproteína A. Una vez que la HDL llega al espacio endotelial, apo A interactúa con un transportador ubicado en el macrófago llamado ABCA1 (ATP-binding cassette transporter A1), lo que permite que la HDL vaya "robando" colesterol de las células espumosas, formando HDL discoides; el colesterol es esterificado, pasando a conformar parte interior de la HDL, adoptando una forma esférica. Una vez en circulación, el receptor hepático SR-BI (scavenger receptor class B-type I) reconoce estas formas esféricas, captando el colesterol de las HDL, incorporándolo al hepático para su posterior catabolismo. Debido a que las HDL pueden retirar el colesterol de las células espumosas se le conoce como "colesterol bueno". (6)

Factores de riesgo
Para identificar a los sujetos con posibilidad de riesgo, en las guías canadienses se establece el rastreo a hombres de 40 años o más, mujeres de 50 años o más o en edad posmenopáusica y pacientes con diabetes, hipertensión arterial, tabaquismo, obesidad, historia familiar de enfermedad cardiovascular temprana (edad menor de 60 años), enfermedades inflamatorias (lupus eritematoso sistémico, artritis reumatoide), enfermedad renal crónica (filtración glomerular < 60 mL/minuto/ 1.73 m2), evidencia de aterosclerosis, infección por el virus de la inmunodeficiencia humana manejada con terapia antirretroviral, manifestaciones clínicas de hiperlipidemia (xantomas, xantelasma, arco corneal prematuro), disfunción eréctil, antecedentes familiares de hipercolesterolemia o quilomicronemia en niños. (2)

Asimismo, se registran los factores de riesgo cardiovascular identificados en los estudios epidemiológicos: edad, sexo masculino, tabaquismo, diabetes mellitus, nivel de colesterol, niveles de colesterol-HDL, presión sanguínea, historia familiar de enfermedad cardiovascular prematura (en sujetos menores de 60 años), biomarcadores de inflamación, sobrepeso y obesidad.

Recomendaciones para realizar el perfil de lípidos de acuerdo con el factor de riesgo		
Condición	Recomendación	Evidencia
Diabetes tipo 2	I	C
Enfermedad cardiovascular conocida	I	C
Hipertensión	I	C
Tabaquismo	I	C
IMC > 30 o circunferencia abdominal > 94 cm en hombres y > 80 en mujeres	I	C
Historia familiar de enfermedades cardiovascular prematura	I	C
Enfermedad inflamatoria crónica	I	C
Enfermedad renal crónica	I	C
Historia familiar de dislipidemias	IB	C

Cuadro clínico y diagnóstico

La dislipidemia no suele presentar ninguna sintomatología. En sí misma es una enfermedad asintomática. Su detección en muchas ocasiones se da cuando la enfermedad ya se encuentra en una etapa avanzada, manifestándose entonces los síntomas derivados de las complicaciones asociadas a la enfermedad. (1)

Los niveles de LDL-C deben interpretarse sobre la base del cálculo del riesgo cardiovascular. (1), el cual se refiere a la probabilidad de que una persona sufra un evento CV aterosclerótico mortal o no, en un periodo de tiempo definido. La medición de los niveles de HDL-C y triglicéridos puede ayudar a identificar las causas de dislipidemia, evaluar el riesgo e intervenir en el objetivo identificado.

La historia y examen físico deben centrarse en identificar CHD, factores de riesgo cardiovascular, causas potenciales de dislipidemia secundaria. Pruebas especializadas y derivaciones de especialidades cuando hay sospecha de hipercolesterolemia familiar. (1)

Por lo que se recomienda identificar los factores de riesgo descritos anteriormente que permitan una terapia personalizada y óptima para la dislipidemia. (5)

Niveles de lípidos recomendados por el Adult Treatment Panel III Guidelines		
Lípidos	Niveles (mg/dl)	Categoría
Colesterol LDL	< 100	Óptimo
	100 - 129	Deseable
	130 - 159	Límite alto
	160 - 189	Alto
	> o igual 190	Muy alto
Colesterol total	< 200	Deseable
	200 - 239	Limite alto
	> o igual 240	Alto
Colesterol HDL	< 40	Bajo
	> o igual 60	Alto
Triglicéridos	< 150	Normal
	150 - 199	Límite alto
	200 - 499	Alto
	> o igual 500	Muy alto
Colesterol no HDL	< 100 - 190	Según el riesgo cardiovascular

Tabla 2. Tomado de Guía de práctica clínica. Diagnóstico y tratamiento de las dislipidemias

Valores de Lípidos en la niñez			
	Aceptable mg/dl	Valores límite mg/dl	Anormal mg/dl
CT	< 170	170-199	> 200 o igual
Triglicéridos (0-9 a)	<75	75-99	> 100 o igual
Triglicéridos (10-19 a)	<90	90-129	> 130 o igual
HDL-C	> 45	40-45	< 40
LDL-C	<110	110-129	>130 o igual
Non – HDL-C	<120	120-144	>145 o igual

Tabla 3. Tomado de Guideline on the Management of Blood Cholesterol

Recomendaciones sobre cómo calcular el riesgo cardiovascular

Recomendaciones	Clase[a]	Nivel[b]
Se recomienda usar un sistema de estimación de cálculo como las tablas SCORE para calcular el riesgo CV total de los adultos asintomáticos mayores de 40 años sin evidencia de ECV, diabetes, ERC o hipercolesterolemia familiar	I	C
Se puede detectar a las personas en riesgo alto o muy alto con base en ECV documentada, diabetes mellitus, enfermedad renal de moderada a grave, niveles muy elevados de factores de riesgo individuales, hipercolesterolemia familiar o riesgo SCORE alto y es altamente prioritario que se le dé asesoramiento intensivo sobre todos los factores de riesgo	I	C

ECV: enfermedad cardiovascular; ERC: enfermedad renal crónica; SCORE: *Systemic Coronary Risk Estimation*.
[a]Clase de recomendación.
[b]Nivel de evidencia.
Tomado de: Guia ESC/EAS 2016

Es importante abordar también las causas secundarias de dislipidemia, sobre todo antes de iniciar la terapia farmacológica porque el tratamiento de la causa secundaria puede hacer innecesaria la terapia para bajar los lípidos. Los fármacos hipolipemiantes también pueden ser ineficaces en personas con estas condiciones, si se sospecha que un medicamento es la causa de la anormalidad de los lípidos, se debe considerar los beneficios versus los riesgos antes de interrumpir el tratamiento. (5)

Prevención
La prevención se define como un conjunto coordinado de acciones poblacionales o individuales, con el objetivo de eliminar o minimizar el impacto de las ECV y la discapacidad asociada a ellas. (9)

Una dieta saludable, ejercicio regular y evitar el tabaco pueden ayudar a los pacientes a prevenir o reducir la dislipidemia. Las pruebas apoyan el examen de rutina para la dislipidemia en hombres de 35 años o mayores y mujeres de 45 años o más.

Se garantiza el examen a edades más tempranas para niños y adolescentes con factores de riesgo cardiovascular o una historia clínica que sugiera hiperlipidemia familiar.

Causas Secundarias de Dislipidemia	
Lípidos afectados	**Condiciones**
Colesterol total y LDL - C ↑	Hipotiroidismo
	Falla renal crónica
	Nefrosis
	Disganmaglobulinemia (LES, mieloma múltiple)
	Tratamiento con esteroides anabólicos o progestágenos
	Enfermedad colestásica del hígado con producción anormal de lipoproteínas como cirrosis biliar primaria.
	Tratamiento con HIV con Inhibidor de Proteasa
↑ TG y VLDL- C	DM tipo 2
	Obesidad
	Consumo de alcohol
	Hipotiroidismo
	Medicación antihipertensiva (diurétcos tiazídicos, betabloqueantes B adrenérgicos)
	Terapia corticosteroide
	Administración oral de estrógenos, anticonceptivos orales, embarazo.
	Tratamiento con HIV con Inhibidor de Proteasa

Aunque no esté claro en qué niveles de colesterol medir y a qué edad comenzar las pruebas. Las directrices ACC/AHA y NCEP-ATP III recomiendan medir un perfil lipídico en ayunas en todos los adultos mayores de 20 años cada 5 años sin riesgo cardiovascular. (1)

En los sujetos con factores de riesgo cardiovascular, con una periodicidad anual o bianual de acuerdo con el criterio médico. (2)

Dianas terapéuticas y objetivos que alcanzar en la prevención de la enfermedad cardiovascular

Tabaco	No exponerse al tabaco en ninguna de sus formas
Nutrición	Dieta saludable con bajo contenido en grasas saturadas y rica en productos integrales, verduras, fruta y pescado
Actividad física	2,5-5 h por semana de actividad física moderadamente intensa o 30-60 min la mayoría de los días
Peso corporal	IMC 20-25, perímetro de cintura < 94 cm (varones) o < 80 cm (mujeres)
Presión arterial	< 140/90 mmHg[a]
El cLDL es el objetivo principal[b]	Riesgo muy alto: cLDL < 1,8 mmol/l (70 mg/dl) o una reducción de ≥ 50% cuando el valor basal[b] fuera 1,8-3,5 mmol/l (70-135 mg/dl)
	Riesgo alto: cLDL < 2,6 mmol/l (100 mg/dl) o una reducción ≥ 50% cuando el valor basal[b] fuera 2,6-5,2 mmol/l (100-200 mg/dl)
	Riesgo de bajo a moderado: cLDL < 3,0 mmol/l (115 mg/dl)
	Los objetivos secundarios de colesterol no cHDL son < 2,6, 3,4 y 3,8 mmol/l (100, 130 y 145 mg/dl) para sujetos con riesgo muy alto, alto y moderado respectivamente
	cHDL: no hay un objetivo, pero que sea > 1,0 mmol/l (40 mg/dl) en varones y > 1,2 mmol/l (48 mg/dl) en mujeres indica riesgo bajo
	TG: no hay un objetivo, pero que sea < 1,7 mmol/l (150 mg/dl) indica menor riesgo; los valores más altos indican que se debe buscar otros factores de riesgo
Diabetes	HbA_{1c}: < 7% (< 53 mmol/mol)

cHDL: colesterol unido a lipoproteínas de alta densidad; cLDL: colesterol unido a lipoproteínas de baja densidad; HbA_{1c}: glucohemoglobina; IMC: índice de masa corporal; no cHDL: colesterol distinto del unido a lipoproteínas de alta densidad; TG: triglicéridos.

[a]El objetivo de presión arterial puede ser inferior en algunos pacientes con diabetes tipo 2[127] y en pacientes no diabéticos de alto riesgo que toleran múltiples fármacos antihipertensivos[70].

[b]El término «cLDL basal» se refiere a la concentración de una persona que no toma

Tomado de: Guía ESC/EAS 2016

Tratamiento
No farmacológico
Estilos de vida saludable
Composición de la dieta, control del peso, actividad física.
Por muchos años la AHA and ACC han recomendado esencial una dieta saludable tanto para la población en general así como para los pacientes con riesgo de enfermedad cardiovascular aterosclerótica.

Pacientes deberían consumir una dieta rica en vegetales, frutas, cereales integrales, leguminosas, proteínas saludables bajas en grasa, sin la piel, pescado, frutos secos, aceite vegetal, bebidas bajas en azúcar y carnes rojas. El modelo de alimentación deberá ser adaptado a los requerimientos calóricos, preferencias alimenticias, personales y culturales. Así como a la grado de obesidad o sobrepeso. En general, los adultos deben realizar actividad física 3 a 4 veces por semana en promedio 40 minutos por sesión. (5)

Farmacológico
El objetivo terapéutico es mejorar el estilo de vida del paciente. El segundo objetivo es disminuir el riesgo cardiovascular. Actualmente reducir los niveles absolutos de LDL-C ya no es un objetivo terapéutico. Las directrices ACC/AHA de 2013 ya no basan las decisiones de tratamiento en estos valores, en su lugar se centran en la identificación de subgrupos de riesgo alto y medio que se beneficiarían de un tratamiento destinado a reducir el riesgo cardiovascular. (1)

Objetivo terapéutico
Objetivos terapéuticos en pacientes con factores de riesgo de enfermedad cardiovascular aterosclerótica

Objetivos terapéuticos en pacientes con factores de riesgo de enfermedad cardiovascular aterosclerótica	
Parámetro lípido	Objetivo mg/dl
CT	<200
LDL-C	<130 riesgo bajo <100 riesgo moderado <100 riesgo alto <70 riesgo muy alto
HDL-C	30 sobre el objetivo LDL-C; 25 sobre el objetivo LDL-C (pacientes con riesgo extremo)
TG	<150
Apo B	<90 (pacientes con riesgo alto de enfermedad cardiovascular aterosclerótica incluye diabetes) <80 (pacientes con muy alto riesgo con enfermedad aterosclerótica cardiovascular establecida o diabetes > o igual con factor de riesgo 1) <70 (pacientes con riesgo extremo)

Tabla 5. Tomado de Guidelines for Management of Dyslipidemia and Prevention of Cardiovascular disease

Las opciones de tratamiento farmacológico se encuentran en la figura 3.

Las directrices 2013 AHA/ ACC indican que las estatinas son los fármacos preferidos para disminuir los lípidos cuya acción es la de inhibir la HMGO reductasa hepática, limitando así la síntesis de colesterol endógeno.

Muchos ensayos clínicos a gran escala y de alta calidad muestran que las estatinas no sólo disminuyen los niveles de LDL-C sino también disminuyen los eventos cardiovasculares.

Por otra parte los Fibratos son fármacos que actúan a nivel periférico (LPL circulante) y a nivel hepático (PPAR alfa, gamma, citocromo p 450), favoreciendo la metabolización de los triglicéridos de la dieta así como inhibiendo la síntesis de moléculas VLDL y producción de triglicéridos hepáticos.

Cuadro V Opciones para tratar farmacológicamente las dislipidemias

Trastorno lipídico	Monoterapia	% LDL	% HDL	% TGC	Terapia combinada	% LDL*	% HDL*	% TGC
Hipercolesterolemia LDL altas TG normales HDL normales	Estatinas	25-63 ↓	—	—	Estatina + ezetimiba	46-61 ↓	—	—
	Ezetimiba	18 ↓	—	—	Estatina + niacina	36-42 ↓	16-27 ↑	—
	Niacina	6-25 ↓	—	—	Estatina + BAS	45-64 ↓	—	—
	BAS	15-30 ↓	—	—	Estatina + niacina + BAS	66 ↓	16-27 ↑	—
					Niacina + BAS	25-55 ↓	16-27 ↑	—
Hiperlipidemia mixta LDL altas TG altos HDL normales o bajas	Estatinas	25-45 ↓	5-15 ↑	5-37 ↓	Estatina + ácido fíbrico	20-35 ↓		35 ↓
	Ácido fíbrico	10-28 ↓	5-35 ↑	10-50 ↓	Niacina + estatina	36-42 ↓	16-27 ↑	15-45 ↓
	Niacina	6-25 ↓	8-38 ↑	30-50 ↓	Niacina + ácido fíbrico	—	16-27 ↑	20-37 ↓
					Niacina + BAS	25-55 ↓	16-27 ↑	—
Hipertrigliceridemia	Estatinas	—	—	5-10 ↓	Niacina + ácido fíbrico	—	16-27 ↑	20-37 ↓
	Ácido fíbrico	—	—	30-50 ↓				
	Niacina	—	—	10-50 ↓				
HDL baja aislada	Ácido fíbrico	—	6-12 ↑	—				
	Estatina	—	5-10 ↑	—				
	Niacina	—	5-35 ↑	—				

* Los cambios en el porcentaje son aproximados. LDL = lipoproteínas de baja densidad, TG = triglicéridos, HDL = lipoproteínas de alta densidad, BAS = secuestrador de ácidos biliares

Figura 3. Tomado de Guía ESC/EAS 2016 sobre el tratamiento de las dislipemias

Motivos de Consulta Frecuente

Tratamiento con Estatinas de Intensidad baja, moderada y alta			
	Intensidad elevada	Intensidad Moderada	Baja ntensidad
Disminución LDL-C	>50%	30% -49%	<30%
Estatinas	Atorvastatina (40 mg) 80 mg Rosuvastatina 20 mg (40 mg)	Atorvastatina 10 mg (20 mg) Rosuvastatina (5mg) 10 mg Simvastatina 20 – 40 mg	Simvastatina 10 mg
		Pravastatina 40 (80mg) Lovastatina 40 mg (80mg) Fluvastatina XL 80 mg Fluvastatina 40 mg BID Pitavastatina 1-4mg	Pravastatina 10-20 mg Lovastatina 20 mg Fluvastatina 20-40 mg

Tabla 6. Tomado de Guidelines for Management of Dyslipidemia and Prevention of Cardiovascular disease

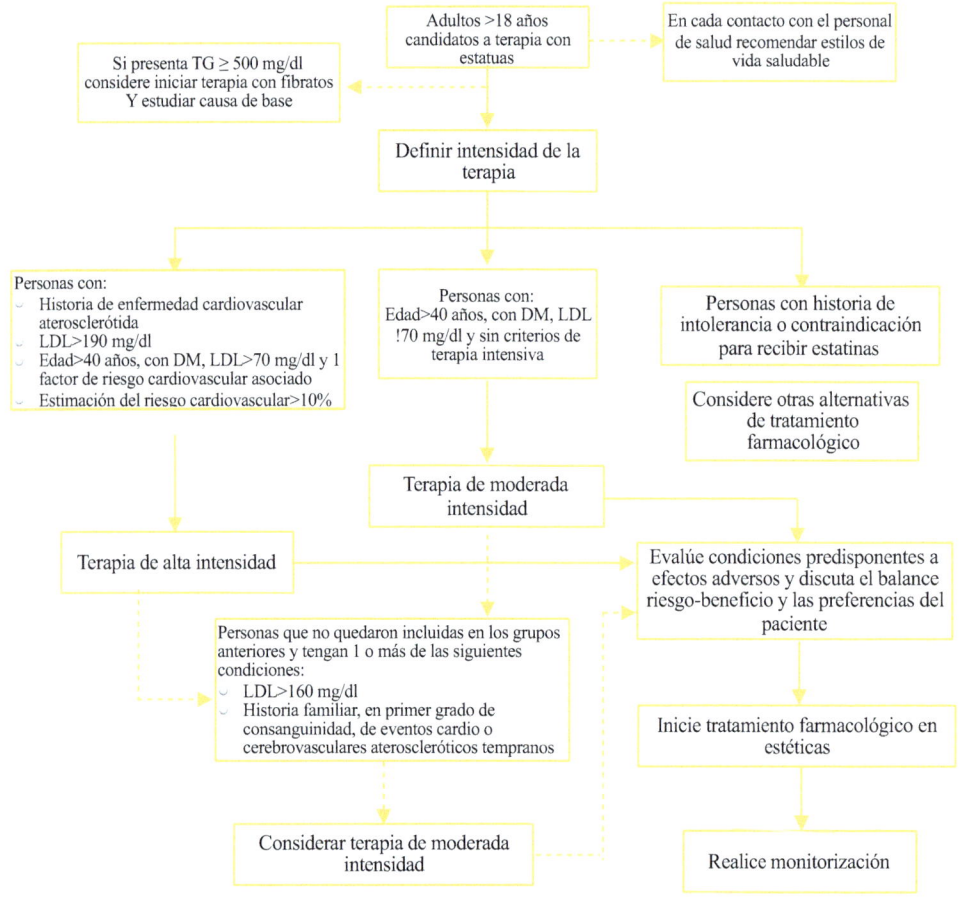

Figura 4. Tomado de Guidelines for Management of Dyslipidemia and Prevention of Cardiovascular disease

Recomendaciones

Se recomienda tratamiento con estatinas a diferentes dosis a los siguientes grupos de pacientes:

- • Menores de 75 años con enfermedad cardiovascular (síndrome coronario agudo, antecedente de infarto de miocardio, angina estable o inestable, revascularización arterial coronaria o no coronaria, EVC, ataque cerebral transitorio o enfermedad arterial periférica) como prevención secundaria.
- • Pacientes con colesterol LDL mayor o igual a 190 mg/dL como prevención primaria.
- • Pacientes con diabetes entre 40 y 75 años de edad.
- Pacientes entre 40 y 75 años, sin antecedente de enfermedad cardiovascular, no diabéticos, pero con riesgo cardiovascular a 10 años estimado mayor o igual a 7.5%. (10)

Adherencia terapéutica

Una tercera parte de los pacientes con tratamiento por dislipidemia tiene mal apego terapéutico y, lo más grave, cuatro de cada cinco pacientes identifi cados con riesgo cardiovascular no llegan a la meta terapéutica (IIa).

Los factores que afectan la adherencia al tratamiento son la naturaleza asintomática y crónica de la enfermedad, los factores demográfi cos (como la edad y la educación), el conocimiento del paciente y su percepción de la dislipidemia, la forma como el profesional médico administra el tratamiento, las relaciones entre el paciente y los profesionales de la salud y los regímenes medicamentosos crónicos y complejos.Mención especial merece la resistencia al cambio en el estilo de vida por parte de los pacientes. (2)

REFERENCIAS

1. Kopin L, Lowenstein Ch. Dyslipidemia. In the Clinic Annals of Internal Medicine. 2017: 1-16.
2. Canalizo E, Favela E, Salas J, Gómez R, Jara R, Torres L. Guía de práctica clínica. Diagnóstico y tratamiento de las dislipidemias. Revista Médica del Instituto Mexicano del Seguro Social, 2013vol. 51 (6) :700-709.
3. Peña S, Arévalo P. Carlos, Vanegas P, Torres M. Catalina. Prevalencia y factores asociados a la dislipidemia en los adultos de las parroquias urbanas de la ciudad de Cuenca, 2015-2016. Archivos Venezolanos de Farmacología y Terapéutica, 2017 vol. 36, (4): 101-105
4. Galvis Y, Barona J, Cardona A, Prevalencia de dislipidemias en una institución prestadora de servicios de salud de Medellín (Colombia), 2013. CES MEDICINA. 2016; 30(1): 3-13.
5. Jellinger P, Chair M, Handelsman Y, Rosenblit P, Bloomgarden Z, Fonseca V, Garber A. AMERICAN ASSOCIATION OF CLINICAL ENDOCRINOLOGISTS AND AMERICAN COLLEGE OF ENDOCRINOLOGY GUIDELINES FOR MANAGEMENT OF DYSLIPIDEMIA AND PREVENTION OF CARDIOVASCULAR DISEASE - EXECUTIVE SUMMARY. Endocr Pract. 2017;23(4): 1-19.
6. Castillo J, Fisiología y fisiopatología de los lípidos, ¿es útil la electroforesis de lipoproteínas y/o medición de la apo A, apo B?. Recomendaciones de la Asociación Colombiana de Endocrinología, Diabetes y Metabolismo para el manejo de la dislipidemia. 2-6.
7. Grundy S, Chair S, Stone N. 2018 Guideline on the Management of Blood Cholesterol. JOURNAL OF TH E AMERICAN COLLEGE OF CARDIOLOGY. 2019; 73 (24): e285-350
8. Oscar A, García D, Fernández B, Higuerab A, Ruizc A, Aschnerd P, Toroe J. Guía de práctica clínica para la prevención, detección temprana, diagnóstico, tratamiento y seguimiento de las dislipidemias: tratamiento farmacológico conestatinas. Rev Colomb Cardiol. 2015;22(1):14---21.
9. Catapano A, Graham I, De Backer G, Wiklund O, Chapman M, Drexel H, Hoes, Rev Esp Cardiol. 2017;70(2):115.e1-e64.
10. Sarre D, Cabrera D, Rodríguez F, Díaz E. Enfermedad cardiovascular aterosclerótica. Revisión de las escalas de riesgo y edad cardiovascular. Med Int Méx.2018;34(6):910-923

CAPITULO 10

DIABETES MELLITUS TIPO II EN ADULTOS MAYORES
Md Alexandra Estefanía Velasco Cargua

Definición

La Diabetes Mellitus Tipo II es una alteración metabólica crónica no transmisible complicada que requiere de asistencia médica constante para disminuir los riesgos y mantener los niveles de glucosa en valores adecuados (1). Este trastorno metabólico producido por el metabolismo de proteínas, hidratos de carbonos y lípidos produciendo hiperglucemia crónica como consecuencia de defectos multiorgánicos que incluyen insulinorresistencia en el musculo y tejido adipocitos (2), causada por una alteración en la función endocrina del páncreas (3).

Epidemiologia

La Federación Internacional de Diabetes en el 2007 calcula que 246millones de personas a nivel mundial presentan esta patología y que para el 2030 la cifra llegaría alrededor de 370 millones (4).

El Instituto Nacional de Estadística y Censos (INEC) indica que la diabetes es la segunda causa de muerte después de las enfermedades isquémicas del corazón (5). Dicha patología ha producido un crecimiento en un 51% en el número de fallecidos por diabetes en los últimos 10 años; en el 2007 con 3292 fallecidos y en el 2016 con 4906 fallecidos. Presentando una mayor prevalencia en las mujeres con 2628 y hombres con 2278 fallecidos en el 2016 (6). Se dio una reducción en la tasa de egresos hospitalarios en el 2015 con 18047, en relación con el 2016 con 16370 (7).

En Ecuador, según la Encuesta Nacional de Salud y Nutrición (ENSANUT), la prevalencia de diabetes en las edades de 10 a 59 años es de 1.7%, la misma que ascendiendo a partir de los 30 años de edad, y a los 50 años 1:10 ecuatorianos (8).

Fisiopatología

Los islotes de Langerhans están formados por cuatro tipos de células (β, α, δ y PP o F), mismas que sintetizan y liberan hormonas (insulina, glucagón, somatostatina y el polipéptido pancreático). El páncreas tiene una hiperactividad por la concentración alta y constante de glucosa en sangre, con una producción de insulina elevada para mantener la glucemia en valores normales. Los triglicéridos se encuentran en el tejido adiposo en el >95%; la lipólisis produce ácidos grasos sistémicos, la misma que está regulada por la insulina y las catecolaminas. El 80 al 90% de las células β sanas poseen la capacidad de adaptarse a altas demandas de insulina como en la obesidad y el embarazo. El efecto antilipolítico de la insulina en la diabetes se pierde, incrementando la lipólisis e induce hipertrigliceridemia, además de la liberación de citocinas inflamatorias de la grasa y los factores oxidativos se han implicado en la patogénesis del síndrome metabólico. En la resistencia a la insulina se incrementan y producen toxicidad de células β (lipotoxicidad), que junto con la toxicidad de la glucosa dan el fenómeno diabético (glucolipotoxicidad). Se produce una disfunción endocrina del páncreas y de tejidos efectores. La hiperglicemia crónica produce trastornos a nivel renal, retina, tejido nervioso; a largo plazo produce nefropatía, retinopatía y neuropatías (3).

Deterioro de la secreción de insulina y resistencia a la insulina

Resistencia a la insulina.- se produce por un riesgo genético de diabetes tipo 2, la cual se vuelve más severa al aumentar el peso y la edad; desenmascarando un defecto en la secreción de insulina para causar intolerancia a la glucosa e hiperglucemia (9). Puede estar relacionada con sustancias secretadas por los adipocitos como es las adipocinas, que incluyen leptina, adiponectina, factor de necrosis tumoral alfa y resistina.

Deterioro del procesamiento de la insulina: El 10 – 15% de la insulina secretada es proinsulina, el aumento de la misma persiste después de igualar el grado de obesidad, lo que sugiere que representa la disfunción de las células beta se ve afectado y no se produce la liberación de proinsulina (10).

Papel de polipéptido amiloide de los islotes: Las altas concentraciones de amilina disminuyen la absorción de glucosa e inhiben la secreción endógena de insulina, lo que sugiere que la amilina está directamente involucrada en la patogénesis de la diabetes tipo 2 (11).

Papel de la dieta, la obesidad y la inflamación Las características más llamativas en estos grupos y en la mayoría de los pacientes que desarrollan diabetes tipo 2 son el aumento de peso y la actividad física, cada uno de los cuales aumenta el riesgo de adquirir la enfermedad. La obesidad causa resistencia periférica a la captación de glucosa por la insulina y disminuir la sensibilidad de las células beta a la glucosa. Los cuales se revierten con la pérdida de peso, con disminución de concentraciones de glucosa en sangre hacia la normalidad (12).

Factores de Riesgo
Los factores de riesgo de diabetes incluyen los siguientes:

Factores no modificables
○ Edad ≥ 45 años
○ Diabetes mellitus en un familiar de primer grado
○ Grupo étnico (afroamericanos, hispanos, nativos americanos, asiático americanos e isleños del Pacífico)
○ Historia de diabetes mellitus gestacional
○ Historia de enfermedad vascular

Factores modificables
○ Sobrepeso (IMC ≥ 25); Obesidad (IMC >30)
○ Dislipemia (triglicéridos ≥ 250 mg/dL)
○ Estilo de vida sedentario
○ Hipertensión ≥140/90 mmHg
○ Síndrome de ovario poliquístico (13)

Cálculo de una puntuación de riesgo:
La calculadora de riesgo, el Finnish Diabetes Risk Score (FINDRISC) es una herramienta de predicción para identifica el riesgo de desarrollar diabetes. Incluye factores de edad, IMC, circunferencia de la cintura, hipertensión, actividad física, dieta (ingesta de vegetales y frutas, antecedentes familiares e historia de intolerancia a la glucosa Permite la identificación de personas de alto riesgo, para realizar una intervención temprana, es posible reducir la incidencia de diabetes. Para lo cual se ha clasificado su puntuación de la siguiente manera (13) (14):

Puntajes de la probabilidad de presentar diabetes

0-14 puntos	Riesgo bajo a moderado	1-17% de probabilidad de diabetes en 10 años
15-20 puntos	Riesgo alto riesgo	33% de probabilidad de diabetes en 10 años
> 20 puntos	Riesgo muy alto	50% de probabilidad de diabetes en 10 años

Tomado de Lindstrom J, Tuomilehto J. The diabetes risk score: a practical tool to predict type 2 diabetes risk. Diabetes Care 2003; 26.725-31.

Test Findrisc
Riesgo de desarrollar diabetes

Sexo:
Edad ___ años
Índice de masa corporal (IMC) ___
Perímetro de la cintura ___ centímetros

Si   No
¿Realiza ejercicio habitualmente?
¿Come a diario frutas o verduras?
¿Toma medicación para la hipertensión regularmente?
¿Le han encontrado alguna vez valores de glucemia altos?
¿Algún familiar está diagnosticado de diabetes (tipo I o tipo II)?
  • no
  • si (abuelos, tíos, primos)
  • si (padres, hermanos, hijos)

Calcular
Informe en pdf
Información
Borrar los datos
Cerrar

Findrisc ___
Riesgo de desarrollar diabetes en 10 años ___

Cuadro clínico

Los pacientes con diabetes tipo 2 durante varios años son asintomáticos, sin sintomatología catabolismo como es la poliuria, polidipsia, polifagia o pérdida de peso involuntaria (14).

Además pueden presentar entumecimiento de las extremidades, dolores (disestesias) de los pies y visión borrosa. Pueden presentar infecciones recurrentes o graves. La enfermedad se manifiesta por pérdida de la conciencia o coma. (15)

Diagnóstico
Existen varias pruebas que se pueden utilizar para el diagnóstico de la prediabetes y diabetes tipo 2 las cuales son (13):
Normal: glucosa en plasma en ayunas <100 mg / dL.

Prediabetes:
- Prueba de Tolerancia a la glucosa oral: glucosa desde 140 y 199 mg / dL
- Glucosa en ayunas alterada: de 100 a 125 mg /dL
- Hemoglobina A1C: 5.7 a 6.4 por ciento (13)

Diabetes mellitus:
- Prueba de Tolerancia a la glucosa oral: ≥200 mg / dL en presencia de síntomas.
- Glucosa en ayunas alterada: ≥126 mg / dL
- Hemoglobina A1C: ≥6.5 por ciento es una mejor referencia estándar (16).
- Criterios de la American Diabetes Association para el diagnóstico de Diabetes

El diagnóstico requiere dos resultados de prueba anormales de la misma muestra o en dos muestras de prueba separadas

Criterios de la American Diabetes Association para el diagnóstico de Diabetes

1. Hemoglobina A1C ≥6.5%, debe realizarse en un laboratorio

2. FPG ≥126 mg / dL (7.0 mmol / L). El ayuno se define como la no ingesta calórica durante al menos 8 horas

3. Glucosa en plasma de 2 horas ≥200 mg / dL durante un prueba oral de tolerancia a la glucosa (OGTT).
La prueba debe realizarse como lo describe la Organización Mundial de la Salud, utilizando una carga de glucosa que contenga el equivalente de 75 gramos de glucosa anhidra disuelta en agua

4. En un paciente con síntomas clásicos de hiperglucemia o crisis hiperglucémica, una glucosa en plasma aleatoria ≥200 mg / dL (11.1 mmol / L).

Tomado de: American Diabetes Association. Estándares de Atención Médica en Diabetes 2011. Diabetes Care 2011; 34: S11. Asociación Americana de Diabetes. El contenido de esta tabla sigue vigente a partir de la versión 2019 de los Estándares de Atención Médica en Diabetes.

Tratamiento

El tratamiento para la diabetes mellitus tipo 2 debe incluir educación, evaluación de complicaciones vasculares, con el fin de obtener normoglucemia, disminuir los factores de riesgo cardiovascular. El tratamiento debe administrarse en función de factores individuales, como la edad, la esperanza de vida y las comorbilidades (14).

Grado de control glucémico: el control de la glucosa disminuye el riesgo de complicaciones microvasculares en pacientes con diabetes tipo 2. La disminución del 1% de la hemoglobina glicosilada (A1C) se asocia con mejores resultados a largo plazo (18).

Manejo del factor de riesgo cardiovascular: la disminución de los riesgos cardíacos como es control de la presión arterial, dieta, ejercicio, pérdida o mantenimiento de peso, fumar y reducción de los lípidos séricos. La reducción de los riesgos multifactorial reduce las complicaciones micro y macrovasculares (19) (20).

Terapia de nutrición médica: a los pacientes con diabetes tipo 2 con sobrepeso (IMC ≥25 a 29.9 kg / m) u obesidad (IMC ≥30 kg / m), con el objetivo de la reducción de peso.

Reducción de peso: Reducir la ingesta calórica y aumentar la actividad física para lograr la pérdida de peso. Si no se consigue la pérdida de peso, el mantenimiento del peso es un objetivo (21).

Dieta: un adecuado control glucémico se relaciona con el grado de restricción calórica como con la reducción de peso. Las bebidas azucaradas debe desaconsejarse (22).

Ejercicio: Disminuir el sedentario y que realicen de 30 a 60 minutos de actividad física, al menos 150 minutos de ejercicio físico por semana; distribuidos al menos tres días por semana (22).

Modificación intensiva del estilo de vida: la reducción de peso y el aumento de los niveles de actividad física tienen éxito en reducir el peso y mejorar el control glucémico (23) (24).

Tratamiento Farmacológico:

Intervención	Disminución esperada de A1C con monoterapia (%)	Ventajas	Desventajas
Terapia inicial			
Cambio de estilo de vida para disminuir el peso y aumentar la actividad.	1.0 a 2.0	Amplios beneficios	Insuficiente para la mayoría en el primer año debido a la pérdida de peso inadecuada y la recuperación e peso
Netformina	1.0 a 2.0	Peso neutral	Efectos secundarios gastrointestinales, contraindicados con insuficiencia renal (TFGe <30 ml/min)*
Terapia adicional			
Insulina (generalmente con una inyección diaria única de insulina de acción intermedia o prolongada inicialmente)	1.5 a 3.5	Sin límite de dosis rápidamente eficaz, perfil lipídico mejorado	1 a 4 inyecciones diarias, monitoreo, aumento de peso, hipoglucemia, los análogos son caros
Sulfonilurea (se prefieren los agentes de acción más corta)	1.0 a 2.0	Rápidamente efectivo	Aumento de peso, hipoglucemia (especialmente con gilbenciamida o clorpropamida)
	0.5 a 1.5	Pérdida de peso, reducción de eventos cardiovasculares adversos importantes (liraglutida, semaglutida, dulaglutida) en pacientes con ECV establecida y potencialmente para aquellos con alto riesgo de ECV	Requiere inyección, efectos secundarios gastrointestinales frecuentes, caro

Tiazolidinediona	0.5 a 1.4	Perfil lipídico mejorado (pioglitazona), disminución potencial en MI (pioglitazona)	Retención de líquidos, IC, aumento de peso, fracturas óseas, aumento potencial de MI (rosiglitazona) y cáncer de vejiga (pioglitazona)
Glinide	0.5 a 1.5	Rápidamente efectivo	Aumento de peso, dosificación diaria/3, hipoglucemia
Inhibidor de SGLT2	0.5 A 0.7	Pérdida de peso, reducción de la presión arterial sistólica, reducción de la mortalidad cardiovascular en pacientes con ECV establecida, mejores resultados renales en pacientes con nefropatía	Candidiasis vulvovaginal, infecciones del tracto urinario, fracturas óseas, amputaciones de miembros inferiores, lesión renal aguda, CAD, seguridad a largo plazo no establecida
Inhibidor de DPP-4	0.5 a 0.8	Peso neutral	Posible aumento del riesgo de insuficiencia cardíaca con saxagliptina, costoso
Inhibidor de alfa-glucosidasa	0.5 a 0.8	Peso neutral	Efectos secundarios gastrointestinales frecuentes, dosificación diaria

Recomendaciones

Se recomienda un cambio en el estilo de vida ya que produce una disminución de Hemoglobina A1C de 2% en pacientes recién diagnosticados, y del 1% en pacientes diagnosticados hace 4años; disminuyendo así el riesgo de complicaciones microvasculares.

La hemoglobina glicosilada en 7% en pacientes recién diagnosticados posee un beneficio a largo plazo al disminuir el riesgo de infarto de miocardio.

En pacientes con varias comorbilidades y una esperanza de vida limitada se recomienda una hemoglobina A1C <8%.

Se debe reducir los factores de riesgo como es dejar de fumar, evitar el

sedentarismo con la realización de actividad física de 30 a 60 minutos al día, mínimo 150 minutos a la semana, al menos por tres ocasiones en la semana.
Se debe logra un IMC de 18.5 – 24.99% por lo que se debe controlar el peso y de ser necesario cambios dietéticos, disminuir la ingesta calórica, disminuir la ingesta de carbohidratos, cambios en los horarios de comida.

En pacientes con antecedente de hipertensión arterial se recomienda control de la presión arterial y el uso tratamiento para la misma (enzima convertidora de angiotensina).

Evaluar a la población por encima de cierta edad o un examen dirigido a individuos según la calculadora de riesgo, el Finnish Diabetes Risk con "alto riesgo" en función de múltiples factores de riesgo.

La Asociación Americana de Diabetes (ADA) recomienda realizar pruebas cada tres años para detectar diabetes o prediabetes en todos los adultos con IMC ≥25 kg / m y con uno o más factores de riesgo, usando glucosa en plasma en ayunas, prueba de tolerancia oral a la glucosa o la hemoglobina A1C. En personas sin factores de riesgo, se recomienda que las pruebas comiencen a los 45 años de edad. Si una de las pruebas de diagnóstico es positiva, a diabetes debe confirmarse según los criterios de ADA.

En adultos con hipertensión, hiperlipidemia, índice de masa corporal (IMC) ≥25 kg / m, así como para aquellos de 40 a 70 años se sugiere la detección de diabetes tipo 2 como parte de la evaluación del riesgo cardiovascular.
Recomendamos la detección usando glucosa en plasma en ayunas; Solicitar simultáneamente hemoglobina A1C en pacientes con el mayor riesgo de diabetes.

Al analizar los resultados de las pruebas de laboratorio se sugieren los siguientes criterios:

Glucosa en plasma en ayunas <100 mg / dL, hemoglobina A1C <5.7% (normal) realizar la prueba a intervalos de tres años.
Para los resultados límite (glucosa en plasma en ayunas de 100 a 125 mg / dL, hemoglobina A1C de 5.7 a 6.4%), seguimiento cada uno o dos años.
El diagnóstico de diabetes se confirma si dos niveles consecutivos de A1C son ≥6.5 o dos niveles consecutivos de glucosa en plasma en ayunas son ≥126 mg / dL.

Las personas con un estilo de vida sedentario o malos hábitos alimenticios tienen un alto riesgo de desarrollar obesidad y diabetes, incluso si aún no tienen sobrepeso. El mantenimiento del peso es mucho más fácil conservar que la pérdida de peso y, por lo tanto, recomendar la realización de actividad física moderada y buenos hábitos alimenticios, que también tienen otros beneficios para la salud.

REFERENCIAS

1. Standards of Medical Care in Diabetes—2019. American Diabetes Association. 2019 January; Volumen (42).
2. Herrera Ricaurte M, Mora E. Diabetes Mellitus Tipo 2. Ministerio de Salud Publica, Guia de Practica Clinica. 2017.
3. Cervantes Villagrana RD, Presno Bernal JM. Fisiopatología de la diabetes y los mecanismos de muerte de las células β pancreáticas. Revista de Endocrinologia y Nutricion. 2013 Julio - Septiembre; 21(3).
4. Freyre Ruiz V, Perez Camargo A. Intervenciones de Enfermeria para la Prevencion de Complicaciones Cronicas en Pacientes con Diabetes Mellitus en el Primer Nivel de Atencion. Guia de Practica Clinica. 2014 Julio 08.
5. Censos INdEy. Diabetes, segunda causa de muerte después de las enfermedades isquémicas del corazón. [Online].; 2017 [cited 2017 Noviembre 13. Available from: https://www.ecuadorencifras.gob.ec/diabetes-segunda-causa-de-muerte-despues-de-las-enfermedades-isquemicas-del-corazon/.
6. Censos INdEdDy. Nacidos Vivos y Defunciones 2016. [Online]. [cited 2016. Available from: https://www.ecuadorencifras.gob.ec/documentos/web-inec/Inforgrafias-INEC/2017/Diabetes.pdf.
7. Censos INdEdDy. Anuario de Estadísticas Hospitalarias Camas y Egresos. [Online]. [cited 2016. Available from: https://www.ecuadorencifras.gob.ec/documentos/web-inec/Inforgrafias-INEC/2017/Diabetes.pdf.
8. Salud OPd. La diabetes, un problema prioritario de salud pública en el Ecuador y la región de las Américas. [Online]. Available from: https://www.paho.org/ecu/index.php?option=com_content&view=article&id=1400:la-diabetes-un-problema-prioritario-de-salud-publica-en-el-ecuador-y-la-region-de-las-americas&Itemid=360.
9. SIgal RJ EHMMB. Hiperinsulinemia aguda posterior al desafio predice el aumento de peso: estudio prospectivo. Diabetes. 1997; 46(1025).
10. Roder ME DBHS. La funcion intacta de proinsulina y celulas beta en sujetos delgados y obesos con y sin diabetes tipo 2. Diabetes Care. 1999; 22(609).
11. Casco RL WPKS. Islote amiloide: una entidad critica en patogenesis de la diabetes tipo 2. J Clin Endocrinol Metab. 2004; 89(3629).
12. DeFronzo RA FE. Resistencia a la insulina. Un sindrome multifacetico responsable de NIDDM, obesidad, hipertension, dislipidemia y enfermedad cardiovascular aterosclerotica.. Diabetes Care. 1991; 14(173).
13. David K McCulloch RAH. Detección de Diabetes Mellitus Tipo 2. [Online].; 2019 [cited 2019 Noviembre. Available from: www.uptodate.com.
14. 14.
15. Lindström J TJ. La puntuación de riesgo de diabetes: una herramienta práctica para predecir el riesgo de diabetes tipo 2.. Diabetes Care. 2003;(26): p. 725-31.
16. 15.
17. Deborah J Wexler MM. Manejo inicial de la glucosa en sangre en adultos con diabetes mellitus tipo 2. [Online].; 2019 [cited 2019 Junio 11. Available from: www.uptodate.com.
18. 16.
19. Salud OMdl. Diabetes de tipo 2. [Online]. Available from: https://www.who.int/diabetes/action_online/basics/es/index1.html.

REFERENCIAS

20. Internacionales CdE. Informe del Comite de Expertos Internacionales sobre el papel del ensayo a1c en el diagnostico de diabetes.. Diabetes Care 2009. 2009; 32.
21. Holman RR PSBMea. Seguimiento de 10 años del control intensivo de glucosa en diabetes tipo 2. N Engl J Med. 2008; 372: p. 2197.
22. Rawshani A RAFS. Factores de riesgo, mortalidad y resultados cardiovasculares en pacientes con diabetes tipo 2. N Engl J Med. 2008;: p. 379 : 633.
23. Gaede P VPLNyc. Intervención multifactorial y enfermedad cardiovascular en pacientes con diabetes tipo 2. N Engl J Med. 2003;: p. 348: 383.
24. Henry RR SLOJ. Efectos glucémicos de la restricción calórica intensiva y la realimentación isocalórica en la diabetes mellitus no dependiente de insulina.. J Clin Endocrinol Metab. ;: p. 61: 917.
25. Diabetes. AAd. Gestión del estilo de vida: estándares de atención médica en diabetes-2019.. Diabetes Care. 2019;: p. 42: S46.
26. Mire AHEAD Research Group WRBPea. Efectos cardiovasculares de la intervención intensiva en el estilo de vida en la diabetes tipo 2.. N Engl J Med. 2013;: p. 369: 145.
27. Lean ME LWBAea. Control de peso dirigido por la atención primaria para la remisión de la diabetes tipo 2 (DiRECT): un ensayo abierto, aleatorizado por conglomerados. Lancet. 2018;: p. 391: 541.
28. Introduction: Standards of Medical Care in Diabetes - 2019. Diabetes Care. 2019 January; 42

www.ingramcontent.com/pod-product-compliance
Lightning Source LLC
Chambersburg PA
CBHW040317220526
45473CB00009B/2472